U0656082

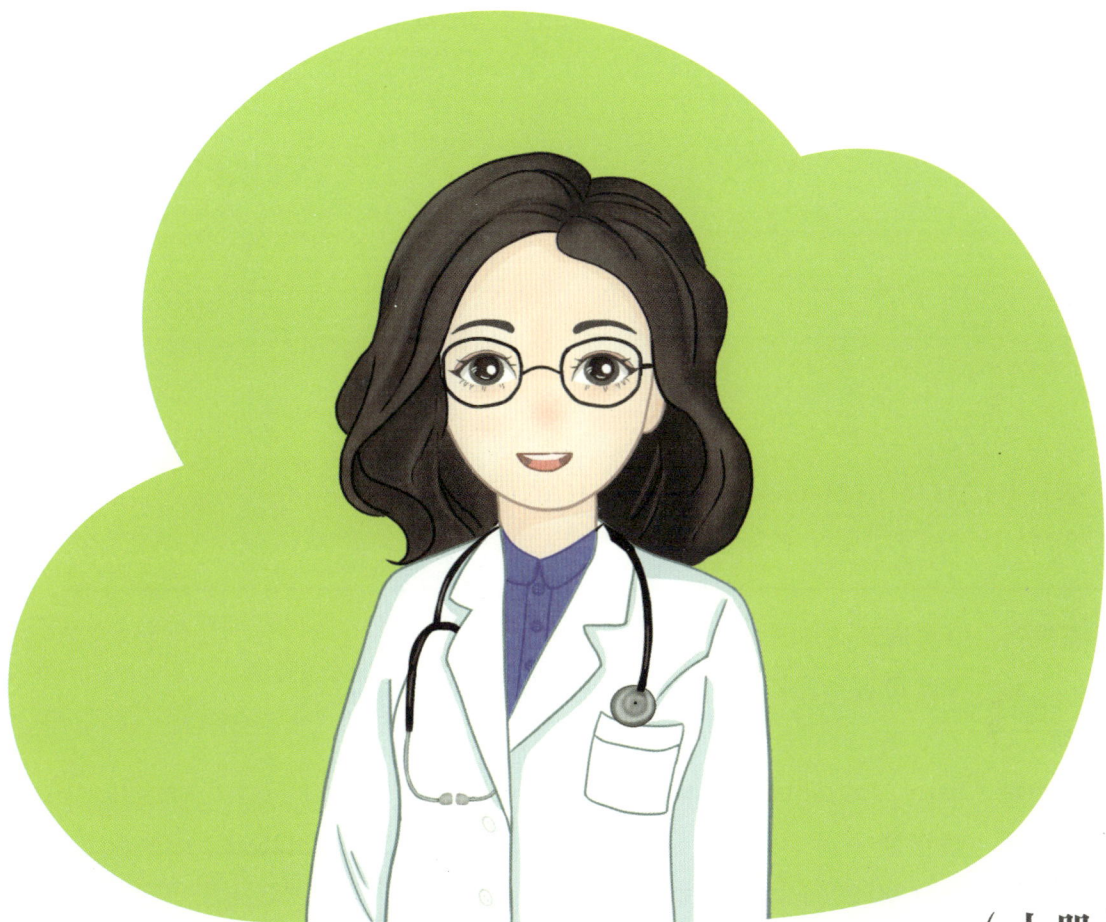

（上册）

假如你的孩子过敏了

编著　　滕燕

中国海洋大学出版社
CHINA OCEAN UNIVERSITY PRESS

·青岛·

图书在版编目（CIP）数据

假如你的孩子过敏了 / 滕燕编著. -- 青岛 ：中国
海洋大学出版社，2025. 1. -- ISBN 978-7-5670-4099-1

Ⅰ. R725.9

中国国家版本馆CIP数据核字第2025Y6U836号

JIARU NI DE HAIZI GUOMIN LE (SHANGCE)

假如你的孩子过敏了（上册）

出版发行	中国海洋大学出版社	
社　　址	青岛市香港东路 23 号	**邮政编码** 266071
出 版 人	刘文菁	
网　　址	http://pub.ouc.edu.cn	
责任编辑	矫恒鹏	**电　　话** 0532-85902349
电子信箱	2586345806@qq.com	
设计排版	太仓简艺广告传媒有限公司	
印　　制	青岛海蓝印刷有限责任公司	
版　　次	2025 年 1 月第 1 版	
印　　次	2025 年 1 月第 1 次印刷	
成品尺寸	190 mm × 240 mm	
印　　张	9.5	
字　　数	135 千	
印　　数	1～1000	
定　　价	89.00 元(上下册)	
订购电话	0532-82032573 （传真）	

发现印装质量问题，请致电0532-88786655，由印刷厂负责调换。

序言

在这个五彩斑斓的世界里，每一个孩子都是一颗闪闪发光的星星，他们有着无限的潜力和可能性。然而，有些孩子却面临着过敏性疾病的困扰，让他们的生活变得有些许不一样。

儿童过敏性疾病，就像一只调皮捣蛋的小精灵，时不时会跳出来捣乱，让孩子们感到困扰和不适。有的孩子对花粉过敏，打喷嚏不停；有的孩子对食物过敏，不能随便吃零食；有的孩子对宠物过敏，不能和小猫小狗亲密接触……这些过敏反应就像是一场"捉迷藏"游戏，需要家长们更加用心地呵护这些特殊的小朋友。

本书就是为了帮助家长更好地了解和管理儿童过敏性疾病而写的。书中用生动有趣的语言和形象的插图，帮助家长学习如何预防过敏反应的发生，有效应对孩子的过敏症状。其实过敏并不可怕，只要我们掌握了正确的方法，就能帮助孩子们轻松克服过敏的困扰，确保他们健康成长！

———— 李 黎

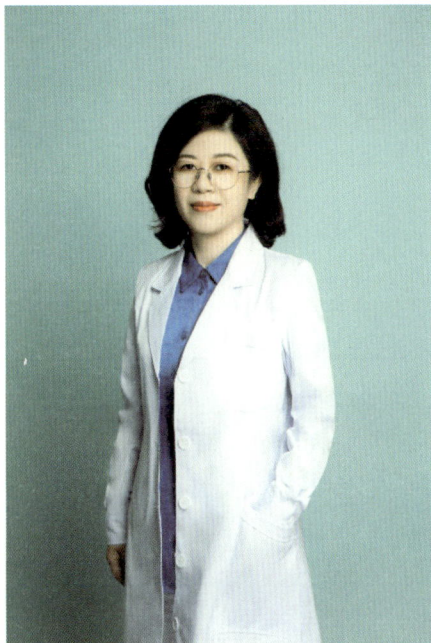

TENG YAN

滕 燕 编著

中国科普作家协会会员
中国医师协会健康传播专委会成员
中国中医药教育协会科普专委会委员
中国医药教育协会新生儿科专委会会员
中国健康促进与教育协会华东健教委员
江苏省妇幼保健协会变态反应专委会委员
苏州市医学会儿科学分会常务委员
苏州市中西医结合学会儿科专委会常务委员

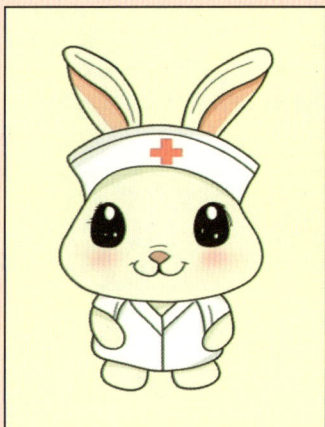

我是一个"机器人医生"，我叫"小兔爱萌"

我是个女生哦，至于年龄那就是秘密啦

我没什么特点，非要说的话那就是我很唠叨

接下来，就由我陪伴大家来翻阅此书吧～

TO

致 读者

小过敏大烦恼。远离困扰，就学会与它相处。

——— 施琳玲

About
关于儿童过敏性疾病

　　世界卫生组织（WHO）指出，过敏性疾病已成为世界第六大疾病。有统计，过敏性疾病影响了近40%的人群，给生活和学习带来很多困扰和焦虑，成为21世纪重点研究和防治的疾病。

　　儿童过敏性疾病又称变态反应性疾病，是人体日常接触的物质对过敏体质的人群产生了过度敏感性反应，而导致的疾病。

　　过敏性疾病从孩子出生的那一刻起即可以起病，伴随着儿童生长发育的全过程，近年来发病率呈快速暴增趋势，有的患儿共患有多种过敏性疾病。

　　过敏性疾病可以发生在身体的任何部位，常见的部位是皮肤、呼吸道、消化道及其他脏器等。

　　当前大众对儿童过敏性疾病的认知度不够，在疾病诊治、喂养、睡眠等方面存在很多的误区。只有充分的认识疾病，树立防治的健康理念，重视全病程管理，才能帮助每一个过敏孩子和家庭享受美好的生活。

常见过敏症状

眼睛
眼睛痒、红眼、眼睑肿、畏光

鼻
鼻塞、鼻痒、喷嚏、流涕

呼吸道
声嘶、咳嗽、气喘、胸闷

消化道
呕吐、腹胀、腹痛、腹泻、血便

皮肤
皮疹、风团、渗出

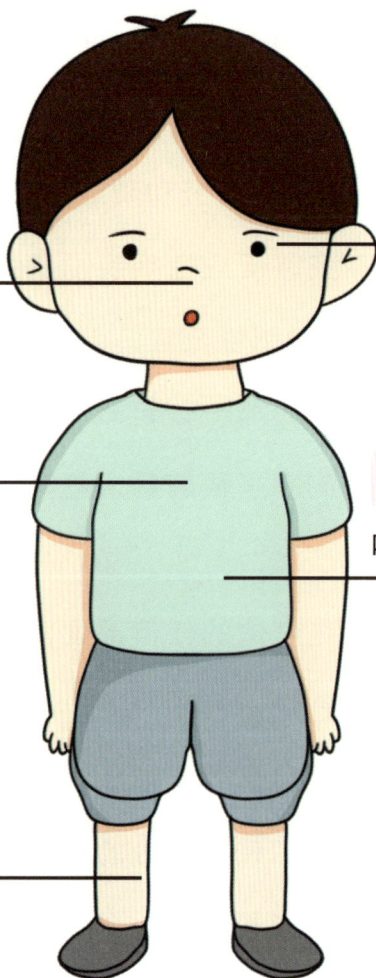

儿童过敏性疾病是一个动态发展的过程，随着年龄的增长，过敏性疾病的临床表现也会发生阶段性的变化，这就是儿童过敏的自然进程。

新生儿期因过敏可出现皮肤湿疹，婴幼儿期食物过敏是主要的过敏性疾病。随着年龄的增大，活动范围扩大，消化系统和自身免疫系统的发育成熟，3岁以后的过敏原由原先的牛奶、鸡蛋为主的食入性过敏原逐渐转变为吸入性过敏原，如尘螨，花粉，霉菌等。

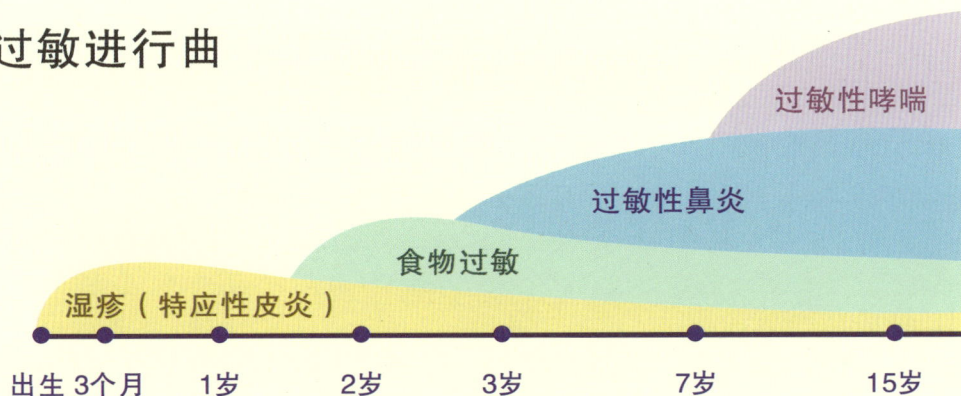

过敏进行曲

过敏性哮喘

过敏性鼻炎

食物过敏

湿疹（特应性皮炎）

出生 3个月　1岁　　2岁　　3岁　　　7岁　　　15岁

1. **遗传性**：父母有过敏史，孩子发生过敏的风险大大增加。约有65%的过敏婴幼儿父母都有过敏史。

2. **环境相关**：长时间暴露在被污染的环境中。

3. **感染与内毒素**：卫生假说认为多子家族或农场居住的儿童不易患过敏性疾病。孩子出生后与病原及内毒素充分接触，诱导免疫系统产生Th1-干扰素-γ优势应答，抑制Th2类细胞因子，防止过敏性疾病发生。

4. **肠道菌群**：肠道菌群的失调与过敏性疾病关系密切。

CONTENTS 目录

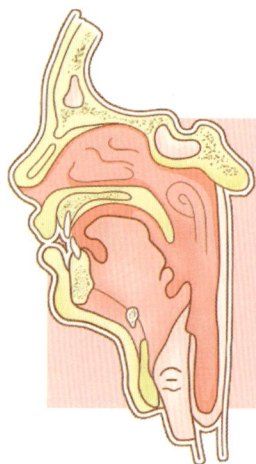

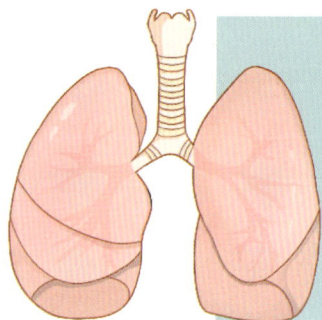

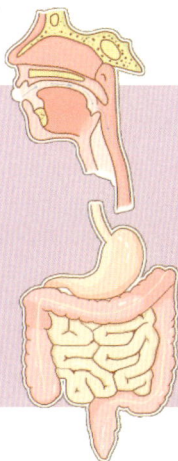

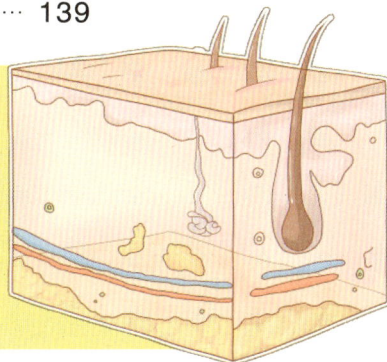

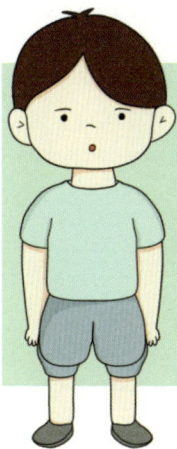

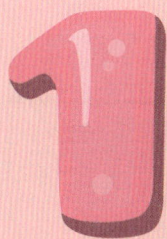

1 上呼吸道相关的过敏性疾病

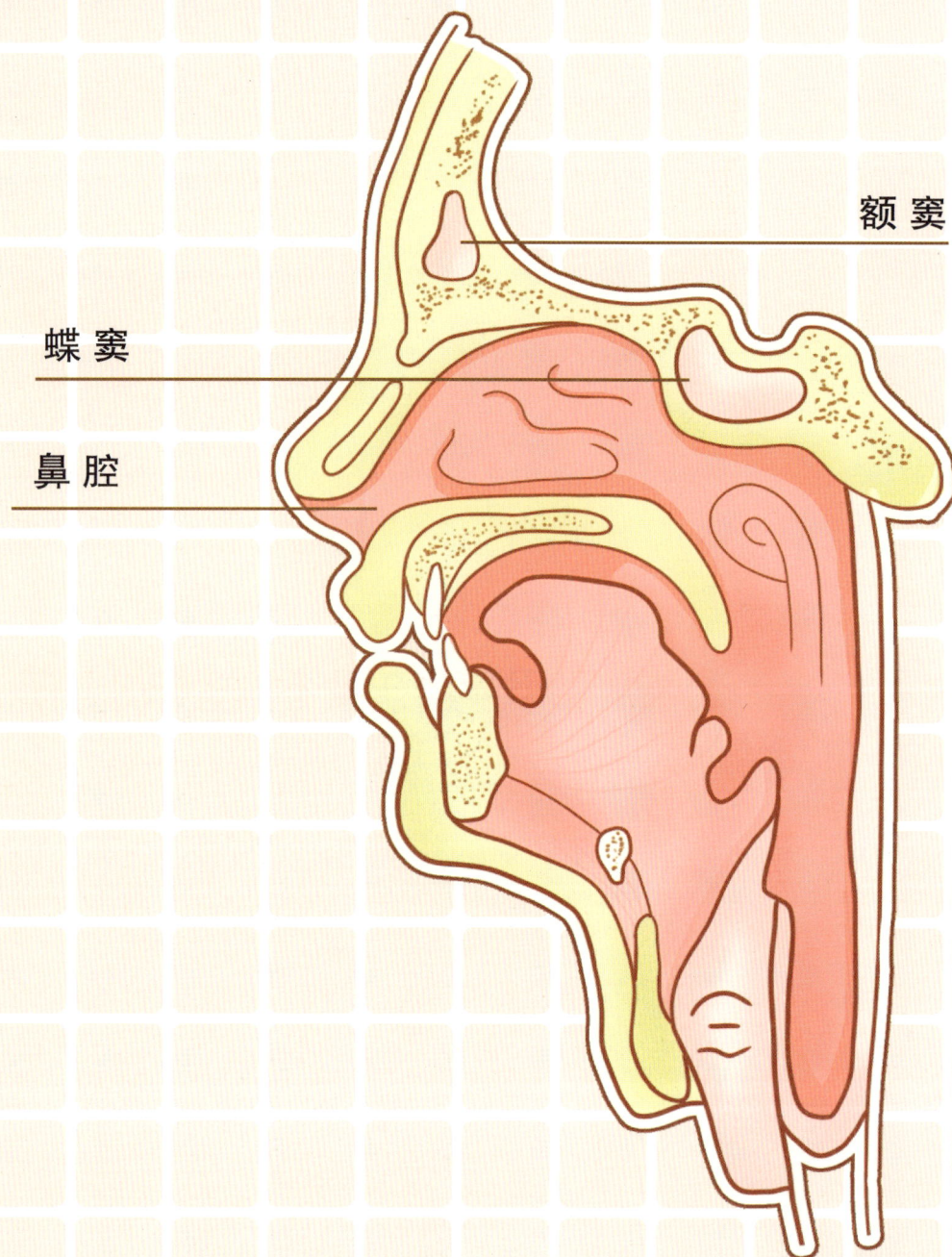

上呼吸道

额窦

蝶窦

鼻腔

上呼吸道包含鼻腔、鼻窦、咽部、喉部。

上呼吸道具有嗅觉、呼吸和辅助发声等功能，黏膜中有嗅细胞和分泌腺体，以及相当丰富的毛细血管，可以起到将吸入的空气进行加温、过滤和清洁的作用。

与上呼吸道相关的过敏性疾病：过敏性鼻炎，腺样体肥大、变应性真菌性鼻窦炎等。

上呼吸道相关的过敏性疾病

- 儿童过敏性鼻炎

- 儿童变应性真菌性鼻窦炎

放风筝真开心呀，可是妈妈总让我戴着口罩太难受了，我才不要戴呢。

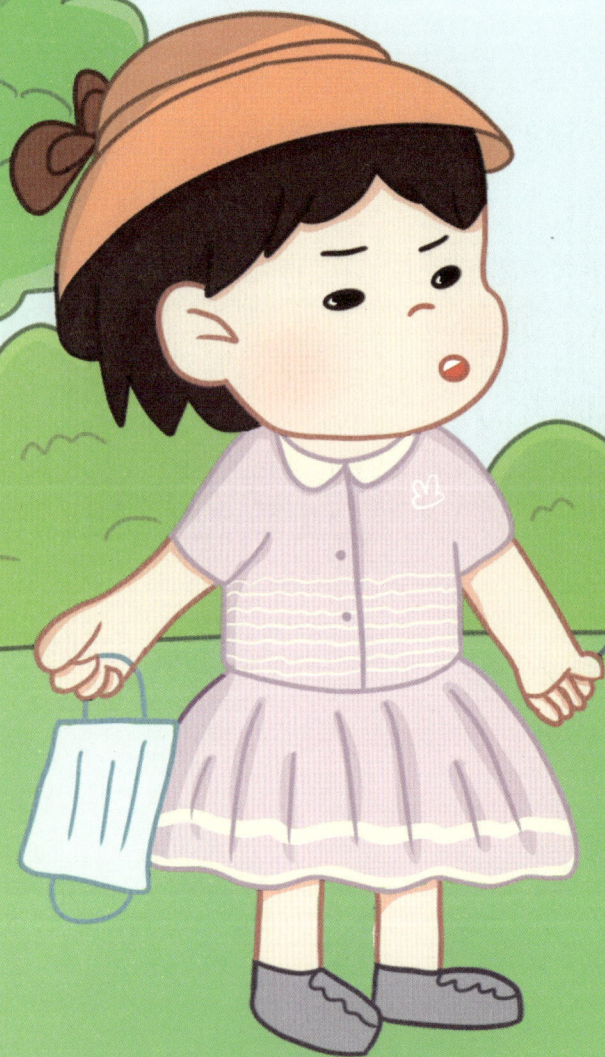

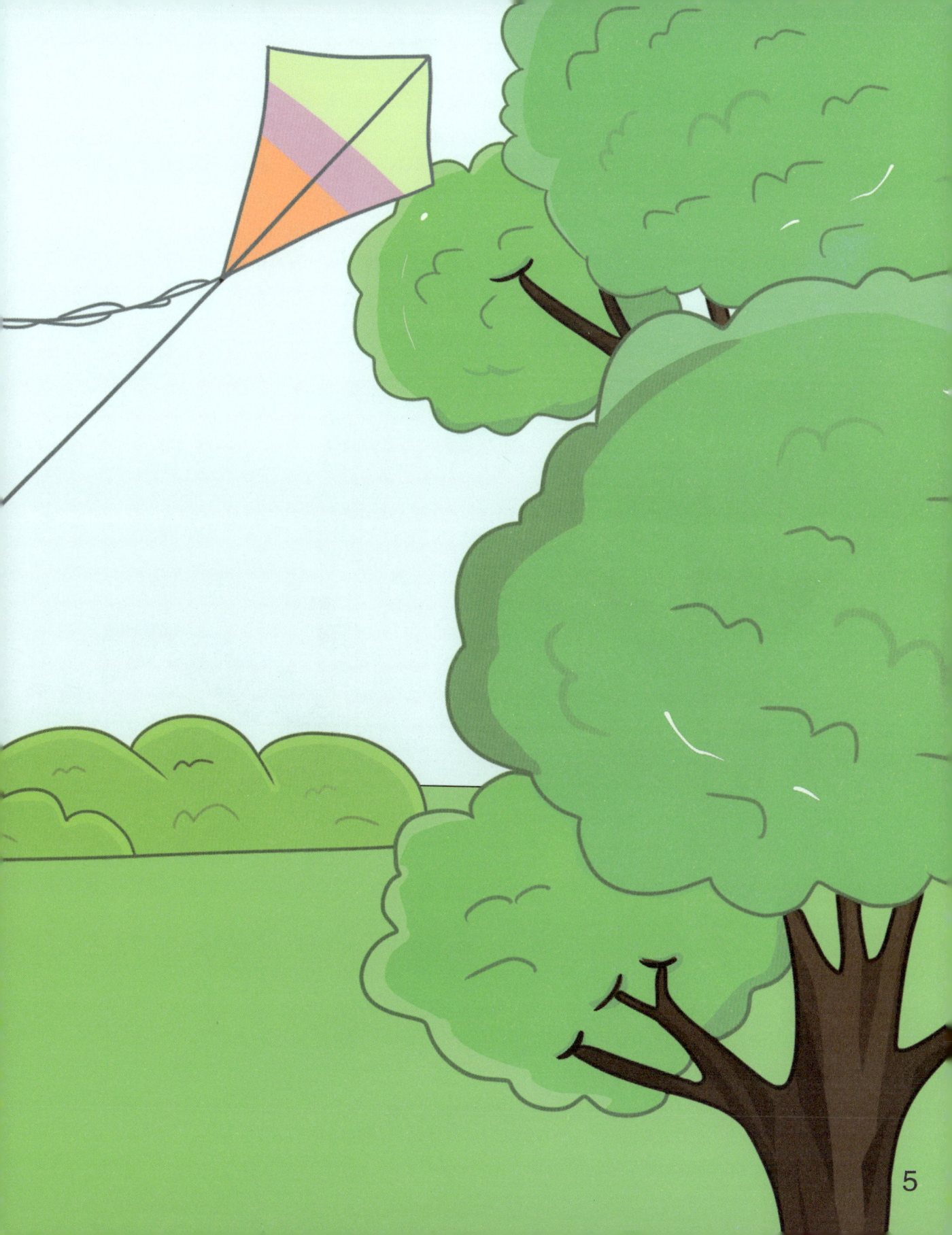

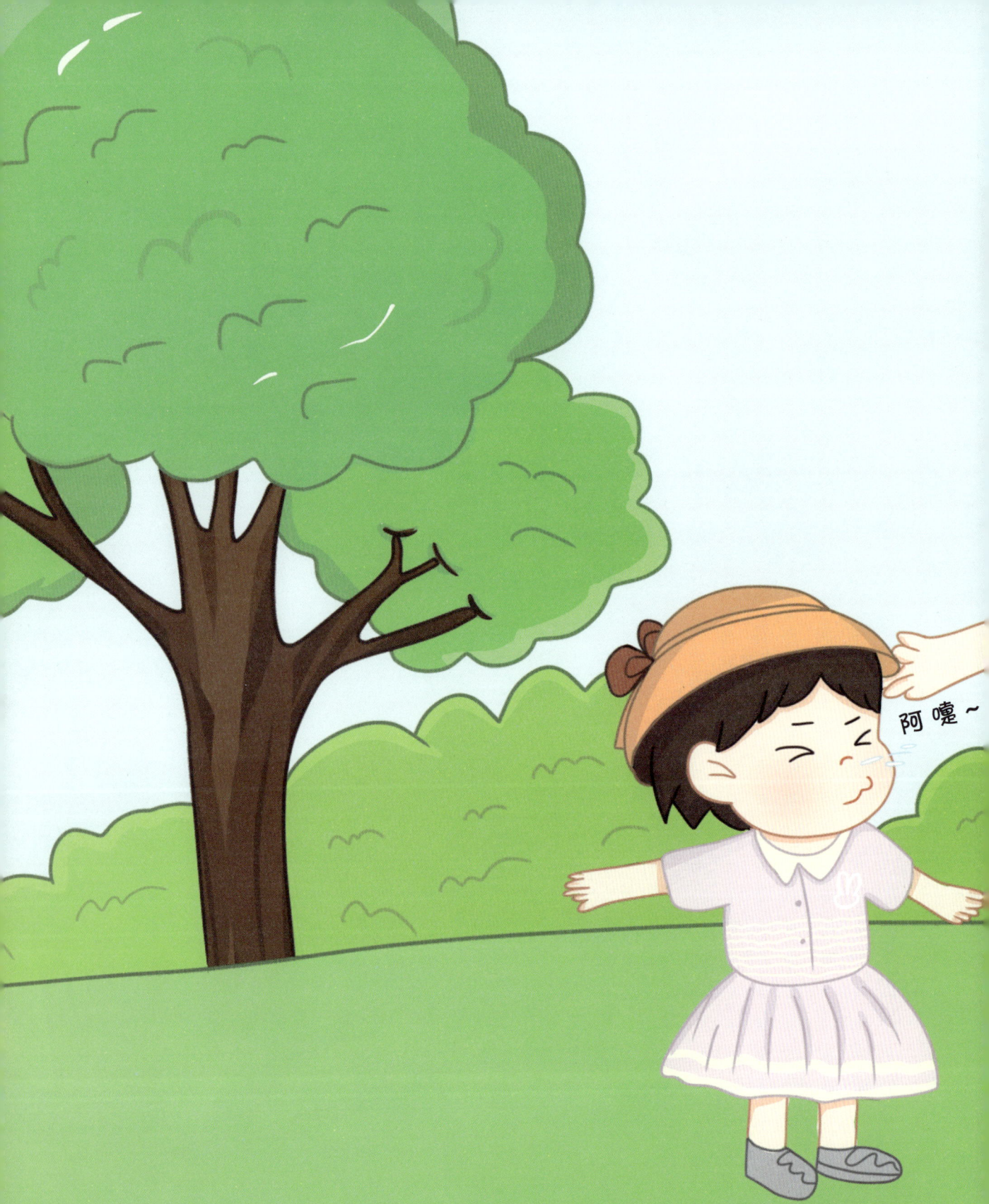

阿嚏～

啊呀，我怎么打喷嚏了呀？

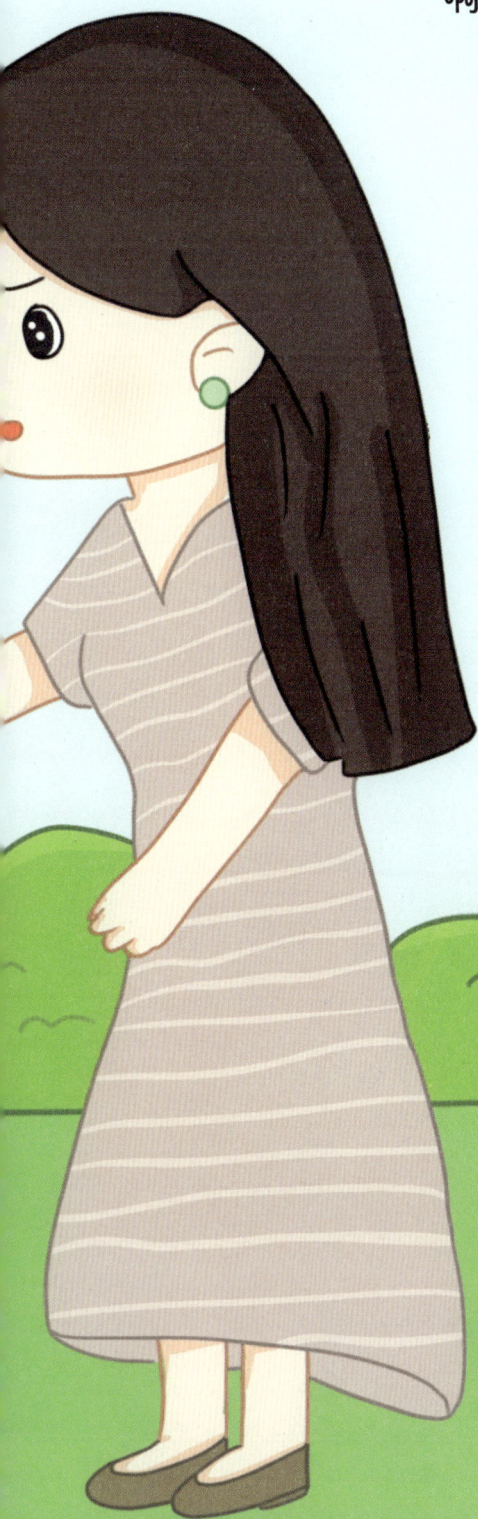

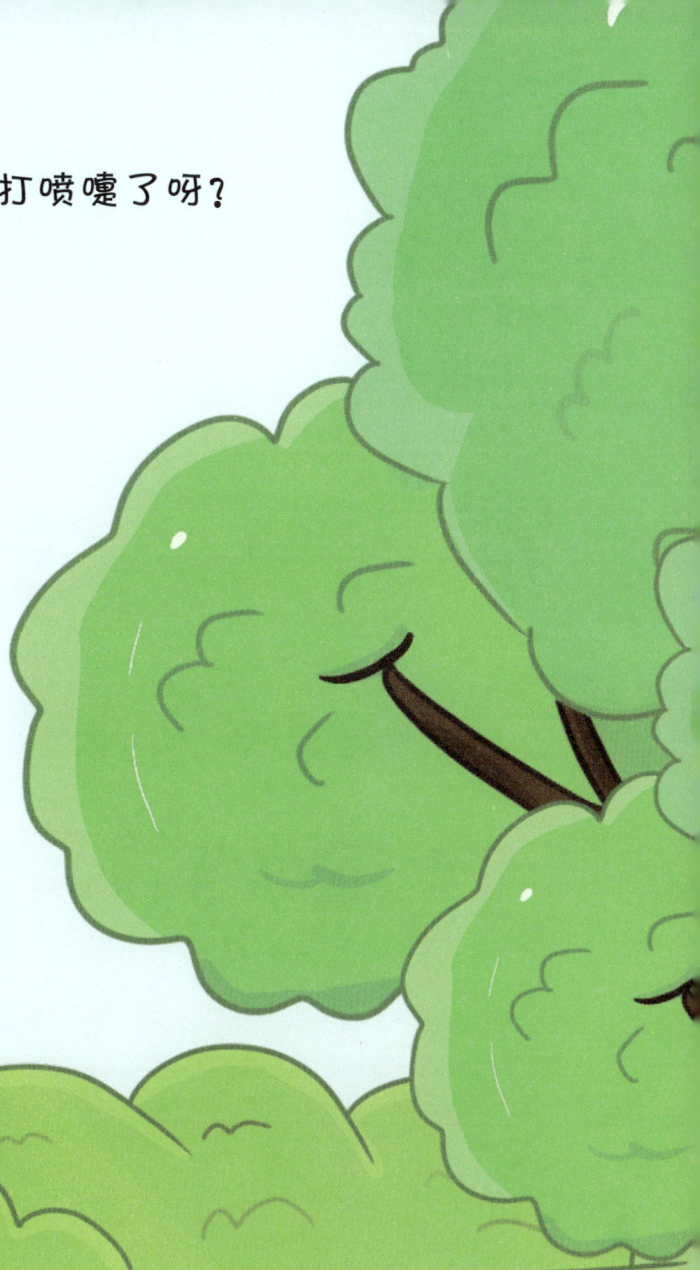

求助智能的"小兔爱萌"~

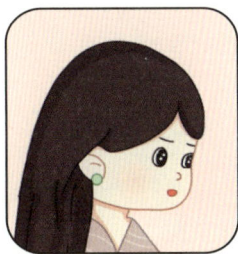

去公园不戴口罩就打喷嚏是过敏了吗？

"小兔爱萌"提醒您：当您的宝宝接触了花草就打喷嚏，那可能是过敏哦。

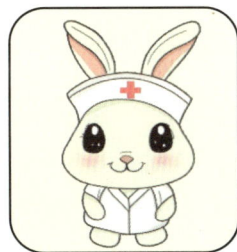

"小兔爱萌"听说过有种病叫作"过敏性鼻炎"哦。快去了解一下吧~

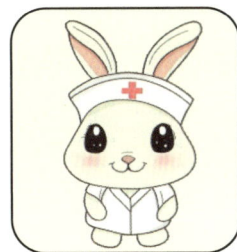

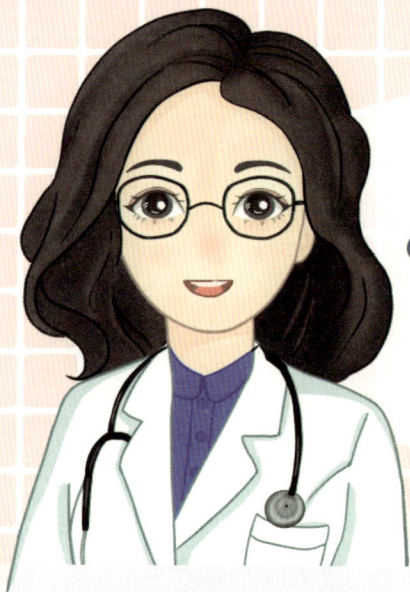

儿童过敏性鼻炎
Pediatric Allergic Rhinitis

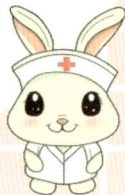

什么是过敏性鼻炎

过敏性鼻炎又称变应性鼻炎，是指特应性个体接触了过敏原后出现的鼻黏膜非感染性、慢性、炎症性的疾病，临床表现为鼻痒、喷嚏、鼻塞和流涕。

儿童过敏性鼻炎的分类

1.根据发作时间：间歇性（症状发作＜连续4周）；持续性（症状发作≥4天/周，且≥连续4周）。

2.分度：轻度、中重度。

3.按规律性：季节性、常年性。

季节性过敏性鼻炎的症状发作呈季节性，常见过敏原为花粉、部分真菌等；

常年性过敏性鼻炎的症状发作呈常年性，常见过敏原为尘螨、蟑螂、宠物皮屑等。

儿童过敏性鼻炎的诊断标准

根据患儿临床表现、过敏疾病史、过敏家族史以及实验室检测结果可确诊。

（1）临床症状：喷嚏、清水样涕、鼻痒和鼻塞出现2个或以上。

（2）体征：常见鼻黏膜苍白、水肿，鼻腔水样分泌物。

（3）实验室检测：过敏原检测≥1种过敏原或血清特异性IgE阳性；鼻分泌物高倍显微镜下检测:嗜酸粒细胞比例＞0.05。

儿童过敏性鼻炎的临床表现

鼻部症状：主要表现是鼻塞、清水样涕、鼻痒、喷嚏，晨起明显。鼻痒、阵发性喷嚏是过敏性鼻炎最具特点的症状。常年性过敏性鼻炎中鼻塞明显，夜间鼻塞加重。儿童鼻痒可反复揉鼻、抠鼻、耸鼻，可引起鼻出血。

鼻外症状：当合并变应性结膜炎可出现眼痒、眼红、溢泪，合并哮喘时反复发作性咳嗽、喘息、气促、胸闷等。

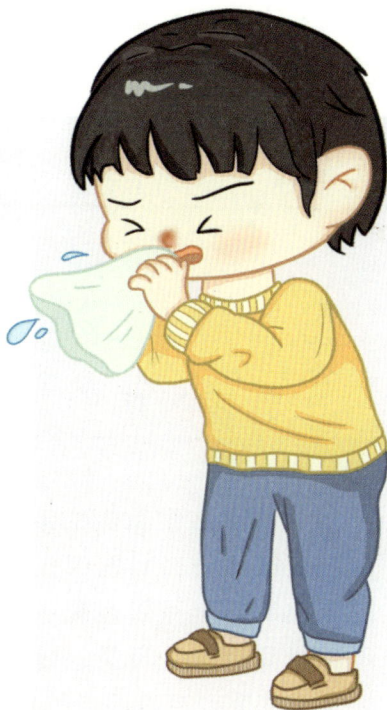

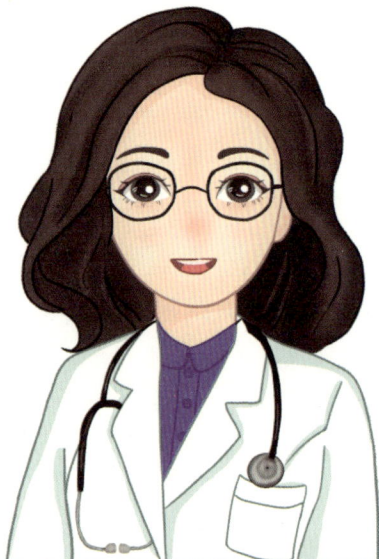

儿童过敏性鼻炎的
那些问题
Questions

○ **儿童过敏性鼻炎能治愈吗？**

　　过敏性鼻炎一般不可治愈，目前治疗主要是以缓解症状和预防复发为主。最主要的也是最重要的就是回避过敏原，主要治疗药物是抗组胺类药物和糖皮质激素类鼻喷剂，也可选择特异性免疫疗法治疗法。虽然无法治愈，但生活中注意饮食和多锻炼增强自身免疫力，避免接触过敏原，积极治疗减少发作，儿童过敏性鼻炎预后较好，可达到临床治愈。

○ **儿童过敏性鼻炎控制不佳会出现哪些并发症？**

　　儿童过敏性鼻炎的治疗需要防治相结合才能控制病情，对部分儿童来说，过敏性鼻炎可能仅仅是其中疾病之一，如果长时间得不到规范的治疗或者控制不佳可引起鼻腔相关及其他脏器的并发症，如腺样体肥大、咽喉炎、鼻窦炎、中耳炎、过敏性哮喘、过敏性结膜炎等，甚至出现其他过敏性疾病加重或控制不佳的情况。

○ 海盐水鼻腔冲洗可以治疗儿童过敏性鼻炎吗？

可以的。海盐水鼻腔冲洗可以稀释鼻腔黏液、改善纤毛清除功能、减轻黏膜水肿和清除鼻腔、鼻窦中的过敏原，可达到治疗过敏性鼻炎的目的。但海盐水鼻腔冲洗是辅助治疗方法，如果是轻度过敏性鼻炎患儿可以很好地改善症状，但是对于中重度患儿需要药物治疗为主，鼻腔海盐水冲洗为辅。

○ 患儿童过敏性鼻炎的儿童必须做过敏原检测吗？

过敏性疾病患儿开展过敏原检测，可能会找到过敏原，但过敏原检测并不能做到全面和精准。一般来说过敏性鼻炎大部分的过敏原是吸入性过敏原，如尘螨、花粉、霉菌等。轻度过敏性鼻炎或者已经明确过敏原的患儿不需要进行检测，对中重度过敏性鼻炎患儿，已经影响到生活和学习，有必要做检测明确过敏原，有针对性地进行预防和治疗。

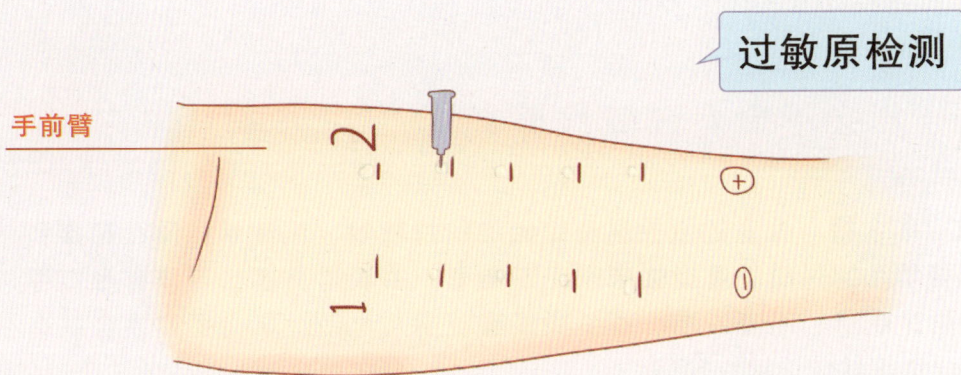

过敏原检测

手前臂

Q 儿童过敏性鼻炎的那些问题
uestions

○ 儿童过敏性鼻炎可以选择脱敏治疗吗？

儿童过敏性鼻炎应优先选择规范化的治疗方案，脱敏治疗适用于有明确过敏原患儿，分为皮下脱敏和舌下脱敏治疗，目前可供临床使用过敏原疫苗有尘螨疫苗，对花粉等其他种类过敏原患者尚不能进行有针对性的免疫治疗。

○ 过敏性鼻炎会遗传吗？

过敏性鼻炎并本身不是一种遗传性疾病，但确实有一定的遗传倾向。过敏性鼻炎的患儿多数属于过敏体质，而过敏体质是有一定遗传性的。有研究发现，父母患有过敏性疾病的，孩子发生过敏性鼻炎的风险增加3.44倍，也就是说如果父母患有过敏性鼻炎，那么孩子患过敏性鼻炎的概率会大很多。

○ 婴儿会不会得过敏性鼻炎？

有可能会得。儿童过敏性鼻炎四大症状打喷嚏、流清水样涕、鼻痒和鼻塞。婴幼儿的过敏性鼻炎临床表现不典型，主要是鼻塞，可伴有张口呼吸、打鼾、喘息、喂养困难、揉鼻揉眼等。婴儿过敏性鼻炎更容易合并有特应性皮炎等其他过敏性疾病。

增加免疫力可以减少儿童过敏性鼻炎发作吗？

儿童过敏性鼻炎不能简单地定义为免疫力低下导致的，过敏性鼻炎是接触过敏原后出现的鼻黏膜非感染性、慢性、炎性疾病。免疫失调才是真正的原因，在日常预防时，重点是回避过敏原，注意饮食，适当锻炼增强免疫力可一定程度上帮助鼻腔恢复正常环境和天然屏障作用。

长期使用糖皮质激素类鼻喷剂有副作用吗？

糖皮质激素类鼻喷剂属于鼻部黏膜局部治疗药物，全身吸收很少，生物利用度低，吸收到体内的小部分药物能迅速地在肝脏内被灭活，所以副作用很小。如果鼻炎症状反复发作，可重复使用糖皮质激素类鼻喷剂，一般不会出现耐药性，不会影响儿童生长发育，可在医生的指导下长期使用。

儿童过敏性鼻炎抗过敏治疗需多久？

药物治疗中第二代抗组胺类药是儿童过敏性鼻炎的一线治疗药物，起效快速，持续时间较长，能显著改善鼻痒、喷嚏和流涕等鼻部症状，对合并眼部症状的过敏性鼻炎也有效，一般每天只需用药1次，疗程不少于2周。

儿童过敏性鼻炎的护理要点

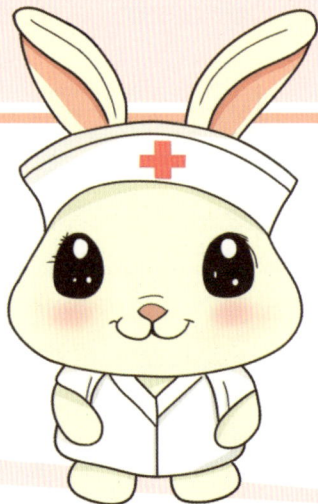

1.过敏原是尘螨，生活中尽可能避免使用纺织沙发、地毯、毛绒玩具等，可定期使用除螨设备清理床垫、床单、被褥和枕头等。过敏原是花粉，需要关注当地的花粉信息预报，在花粉播散期间尽量居家，外出前佩戴好防护口罩和防护眼镜，也可使用鼻用花粉阻隔剂或者过敏原阻隔剂，进行鼻腔黏膜的物理阻隔，回家入室前要清理掉衣服和头发上的花粉，并进行鼻腔海盐水冲洗、洗脸等。过敏原是宠物毛，最好不要饲养宠物。

冷知识

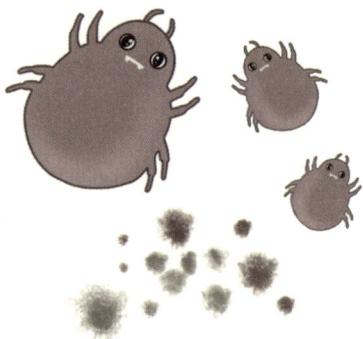

真正引起过敏的并不是螨虫本身
而是螨虫的残骸和排泄物
是引起过敏的真正元凶！

2.当急性发作时可优先选择高渗海盐水鼻腔冲洗，可快速清除鼻内刺激物、过敏原和炎性分泌物，并能明显改善患者鼻塞症状。但使用时间不能太长，一般在一周左右，症状控制好转后可用选择0.9%等渗生理盐水鼻腔冲洗。

3.季节性过敏性鼻炎预防用药可选择该发病季节前1~2周开始，用药时间要延续到发作季节过后。鼻腔冲洗后也要学会采用正确的擤鼻涕方法，这样可以减少鼻腔分泌物的残留。

通过自测表评估患儿生活影响程度，自测得分越高越需要积极规范的治疗。

过敏性鼻炎患儿生活质量影响自测表					
生活评估项目	影响程度				
	无影响（0）	轻微（1）	中度（2）	严重（3）	非常严重（4）
1.注意力不集中					
2.做事/学习能力降低					
3.记忆力下降					
4.不愿外出					
5.不愿接触亲戚朋友					
6.与朋友或他人交流少					
7.睡眠易惊醒					
8.易疲倦					
9.喜欢平躺					
10.缺少成就感					
11.抑郁					
12.脾气暴躁					
小计					
总得分					

这墙上怎么出现了一只小兔子呀？好好玩呀~

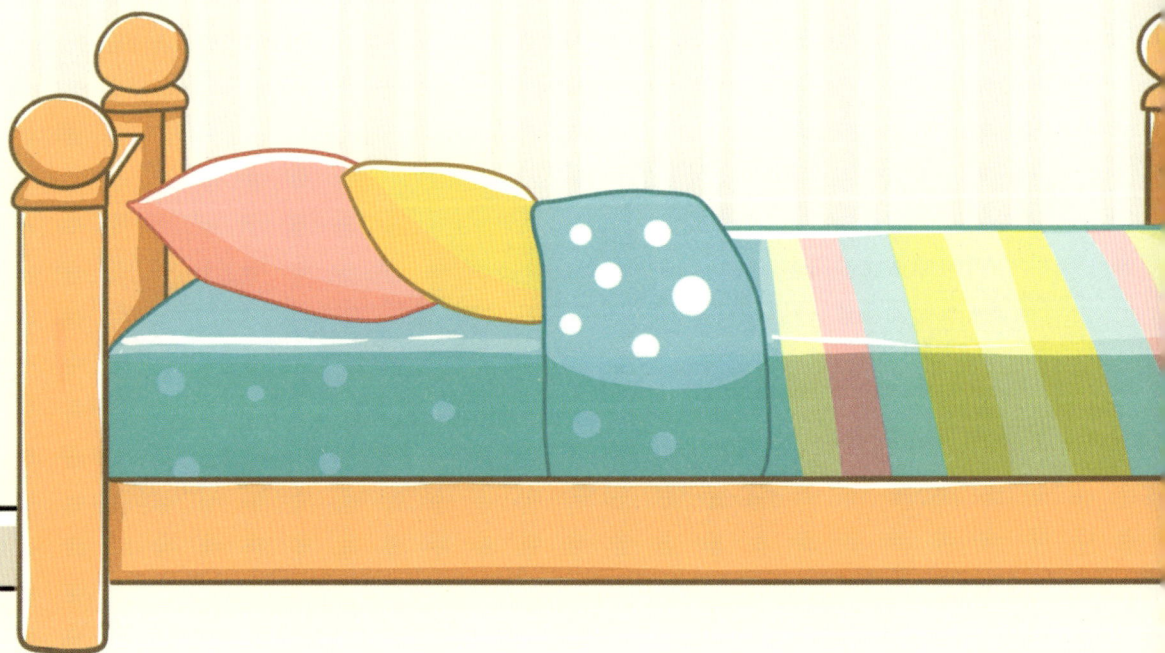

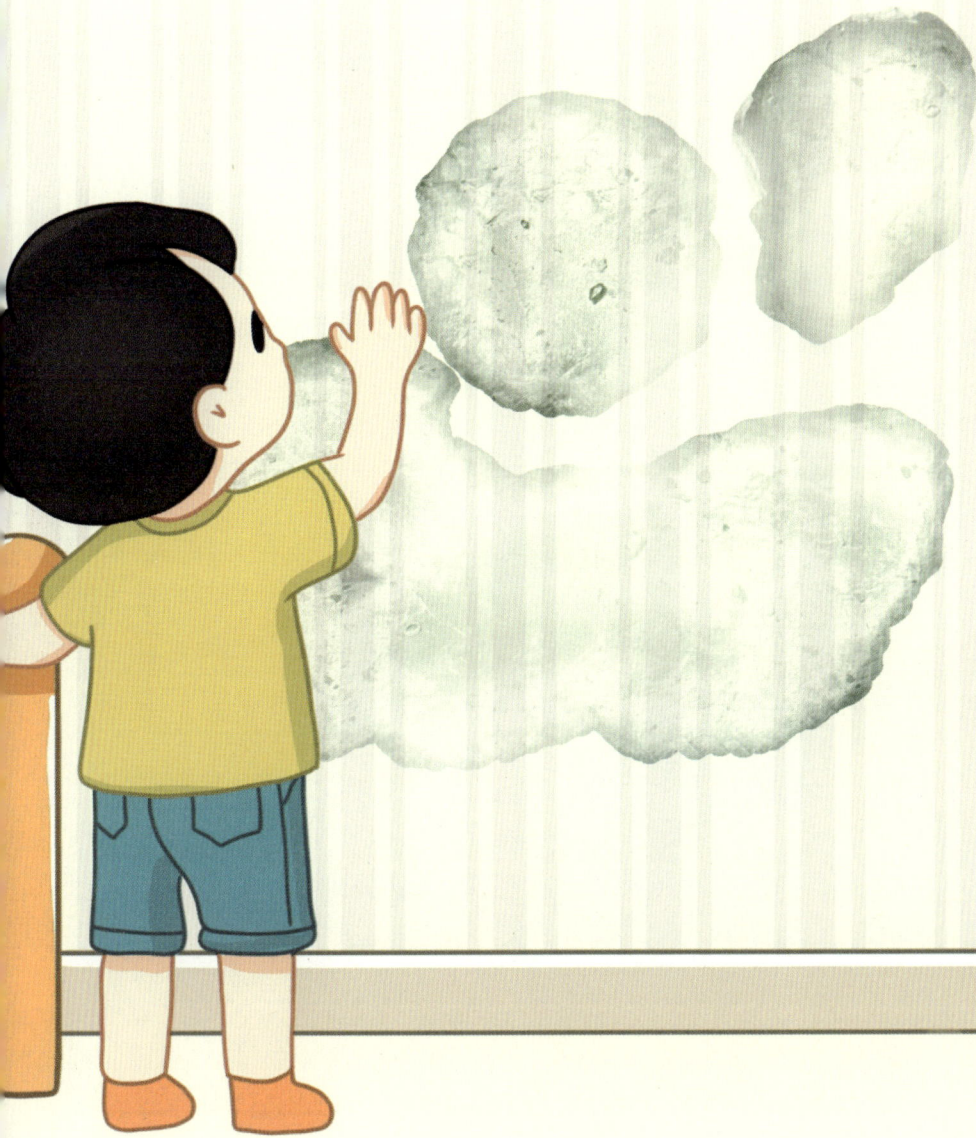

妈妈：书上说墙纸发霉了对身体不好呢~

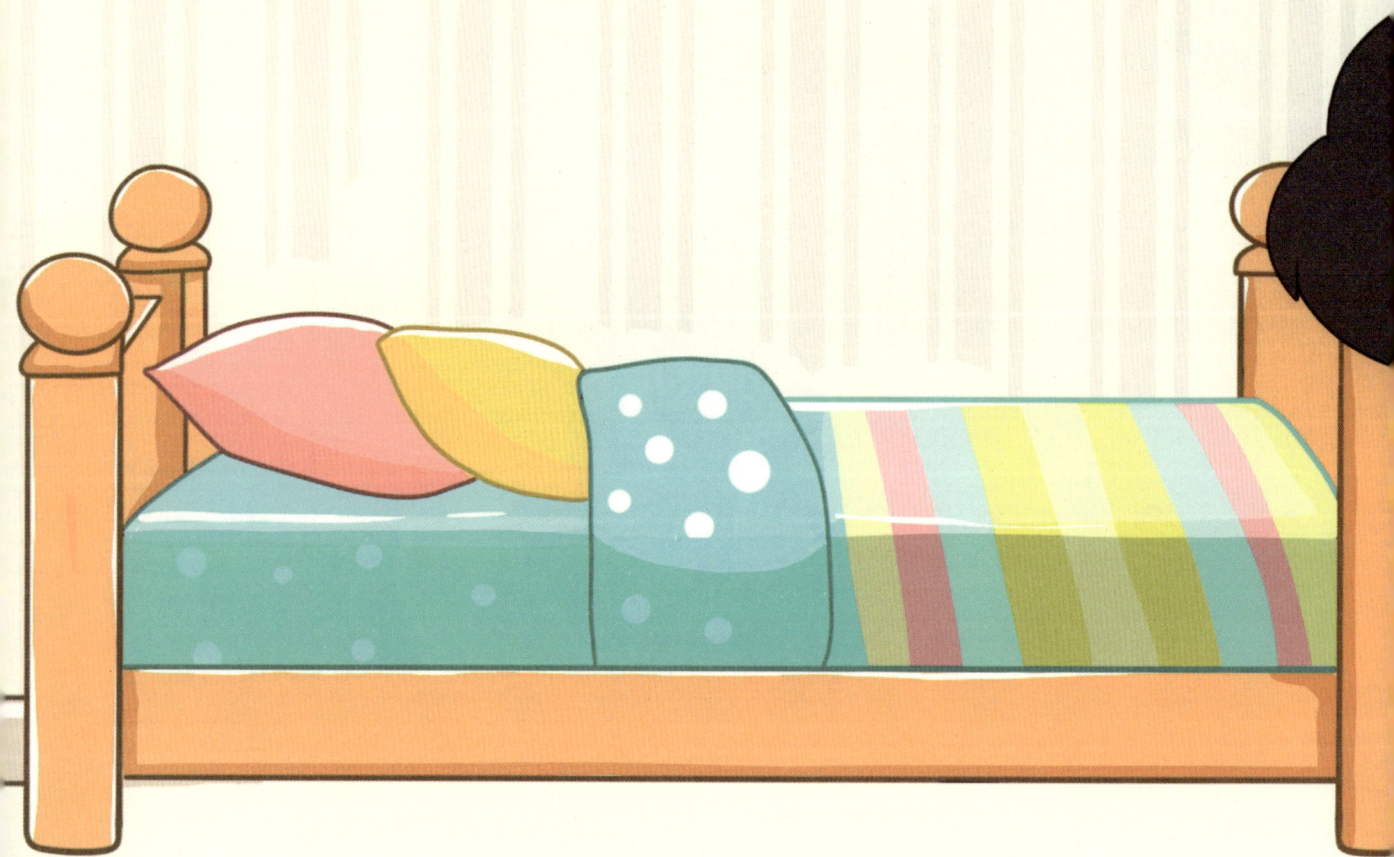

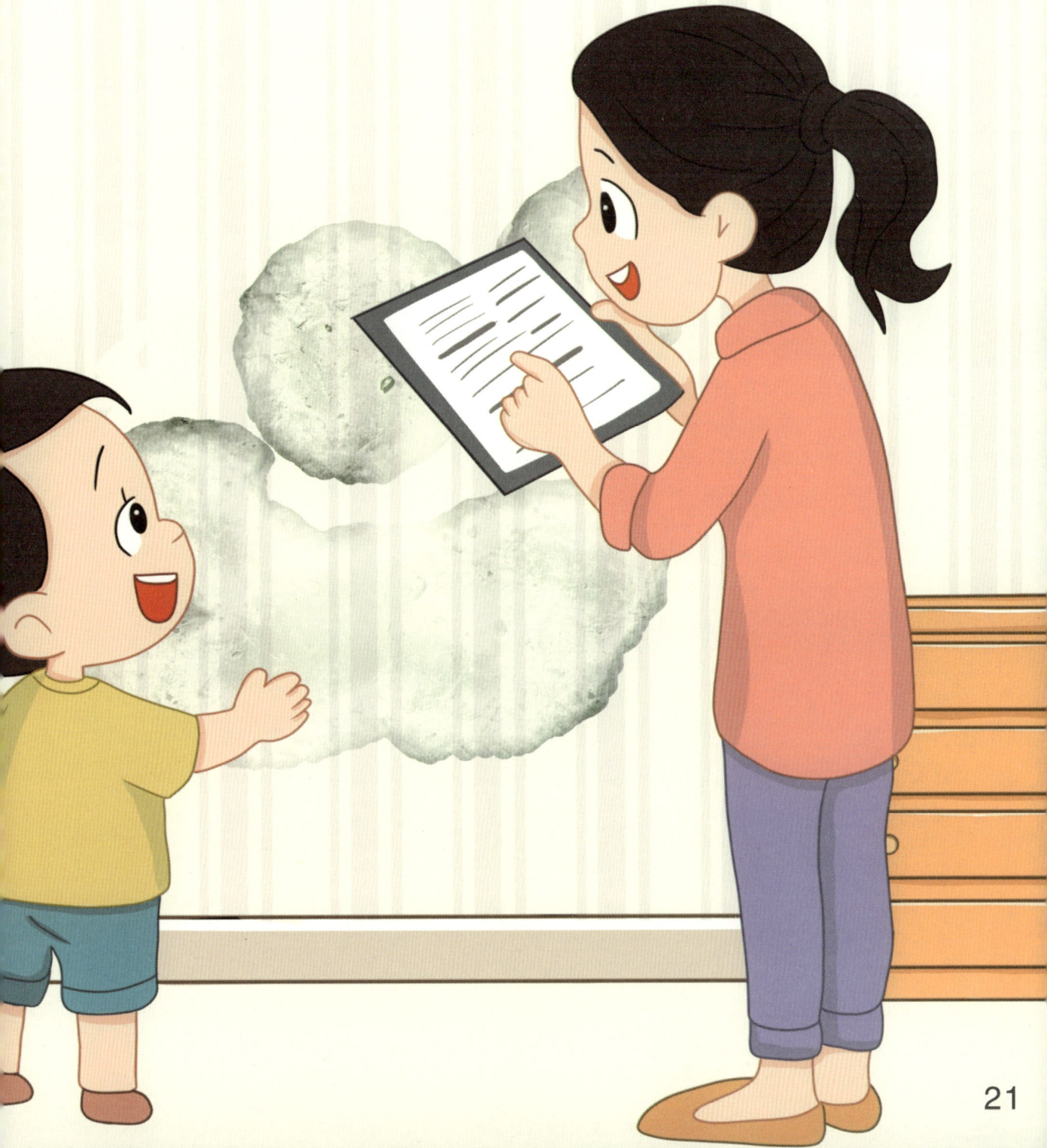

求助智能的"小兔爱萌"~

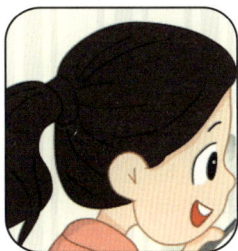

发霉的墙纸需要换掉吗？会对身体不好吗？

"小兔爱萌"提醒您：当墙纸发霉了，可能会引起过敏哦！

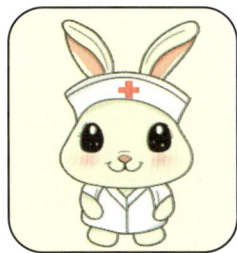

"小兔爱萌"听说过有种病叫作"儿童变应性真菌性鼻窦炎"哦。快去了解一下吧~

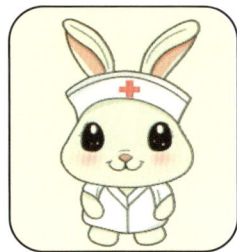

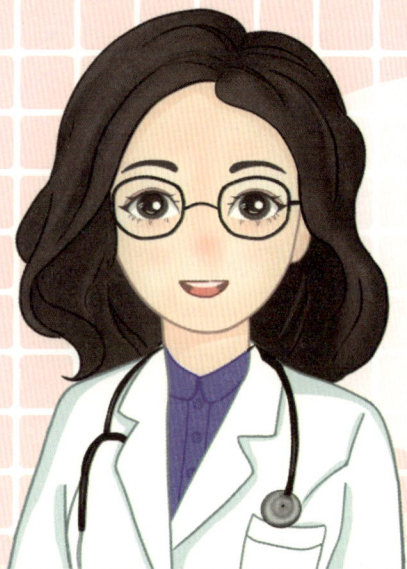

儿童变应性真菌性鼻窦炎

Allergic Fungal Sinusitis in Children

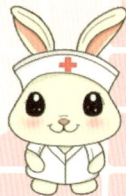

什么是儿童变应性真菌性鼻窦炎

儿童变应性真菌性鼻窦炎是一种特殊的慢性鼻-鼻窦炎，属于I型变态反应，机体鼻腔、鼻窦黏膜对非侵袭性真菌的慢性、强烈变态反应性炎症，导致的局部变应性或者慢性嗜酸性粒细胞鼻窦炎症过程。

儿童变应性真菌性鼻窦炎的分型：①变应性真菌性鼻窦炎不伴鼻息肉。②变应性真菌性鼻窦炎伴有鼻息肉。

儿童变应性真菌性鼻窦炎的临床表现

主要表现为反复发作性鼻塞、鼻痒、流脓涕或黏液涕、头痛、头晕、面部疼痛，次要表现为复视、视力下降和嗅觉障碍。重症患儿可出现眼眶周围软组织肿胀、疼痛，累及眼眶内和视神经的可致视力减退或失明，甚至发生颅内侵犯。

儿童变应性真菌性鼻窦炎的诊断标准

1.临床特征：鼻塞、流脓涕、头痛、面部疼痛等，典型的鼻窦CT影像学特征：单侧、非对称性鼻窦受累，病变中央高密度变应性黏蛋白影，可伴周围骨质的吸收或破坏。病理检查或真菌培养真菌阳性、组织病理学有变应性黏蛋白。

2.有过敏诊断依据：血清特异性IgE阳性、总IgE升高、皮肤点刺试验阳性和嗜酸粒细胞计数增高。

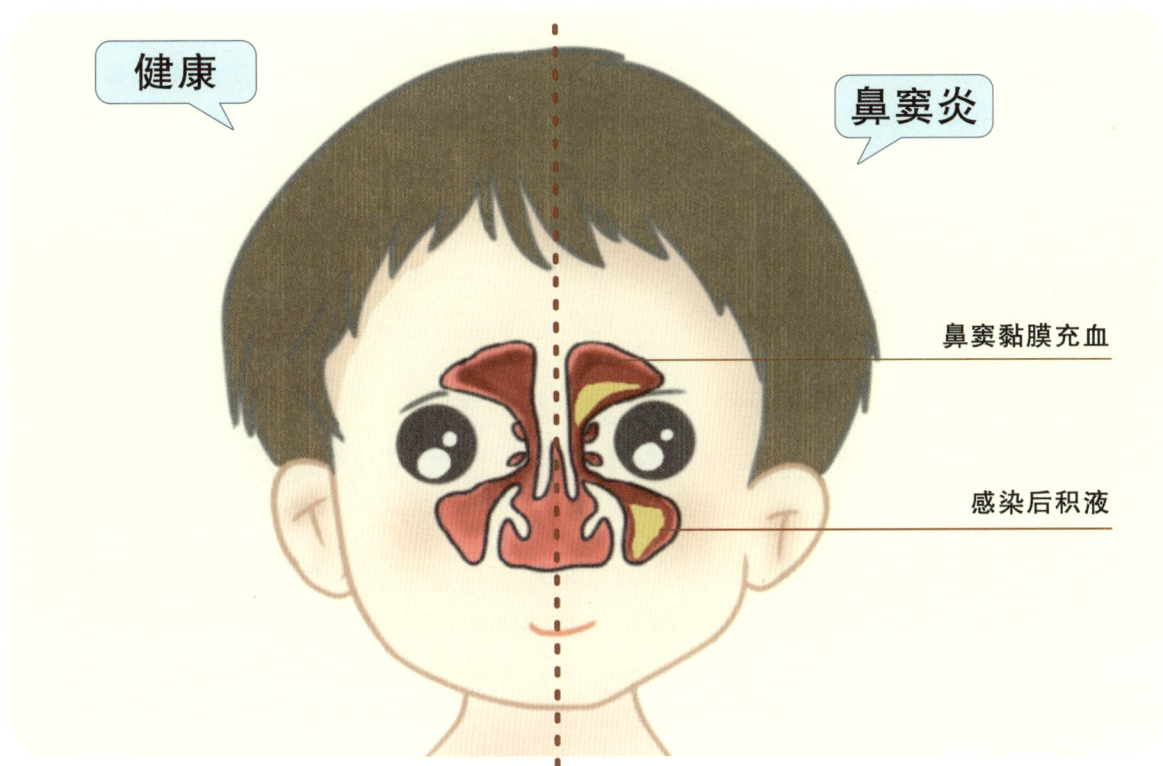

鼻窦解剖图

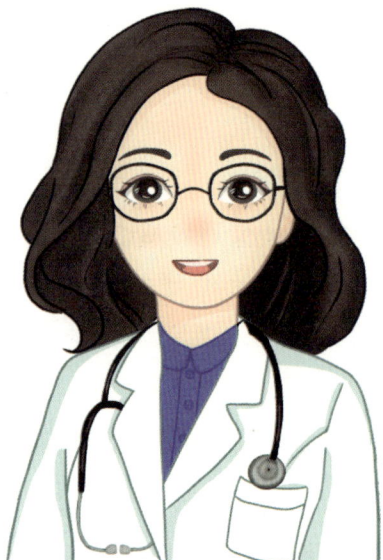

儿童变应性真菌性鼻窦炎的那些问题

Questions

○ **儿童变应性真菌性鼻窦炎是一种慢性鼻窦炎吗?**

是的。儿童变应性真菌性鼻窦炎由多种免疫细胞及炎性因子参与的高度异质性疾病,也是慢性鼻-鼻窦炎中一种特殊类型,病变累及鼻窦和鼻腔黏膜,机体对病灶里的非侵袭性真菌发生变态反应而引起的一种慢性炎症性疾病。

○ **引起儿童变应性真菌性鼻窦炎的高风险因素是什么?**

儿童变应性真菌性鼻窦炎发病率相对较少,常见于免疫功能正常的儿童,研究发现生活在温暖潮湿地区、较低的经济水平和较差的生活环境可能增加了真菌暴露水平,更容易患此病;患儿鼻窦开口存在解剖变异如泡状鼻甲及鼻丘气房等,导致鼻腔分泌物引流不畅也是增加真菌的滞留并感染的风险。

儿童变应性真菌性鼻窦炎的治疗方法有哪些？

儿童变应性真菌性鼻窦炎的治疗方法，首选的是内镜鼻窦手术，同时联合鼻腔冲洗、全身和局部使用糖皮质激素，也可使用免疫治疗等多种辅助方法。由于儿童变应性真菌性鼻窦炎复发率比较高，提高患儿治疗的依从性与个体化的方案可减少复发。

儿童变应性真菌性鼻窦炎是否需要抗真菌治疗？

儿童变应性真菌性鼻窦炎是否进行全身的抗真菌治疗意见不统一，仍存在较大的争议，目前还没有足够的循证依据证明应用抗真菌药物的必要性和有效性。有研究报道经过手术治疗及反复药物治疗仍效果不佳的难治性变应性真菌性鼻窦炎，使用抗真菌治疗有较好的治疗效果，可延长复发的时间，并能帮助患儿减少或停止口服激素，个体化治疗方案在使用抗真菌时应权衡利弊，并定期复查。

儿童变应性真菌性鼻窦炎能自愈吗？

儿童变应性真菌性鼻窦炎属于慢性鼻-鼻窦炎的一种，经常会反复发作和治疗效果不佳，一般不会自愈。当诊断明确时首选的治疗方法还是手术治疗，联合使用药物治疗才能达到比较好的疗效。

Q uestions
儿童变应性真菌性鼻窦炎的那些问题

○ 儿童变应性真菌性鼻窦炎能根治吗？

儿童变应性真菌性鼻窦炎多数是可以根治的，几乎不留后遗症。应在诊断明确后尽早手术，可以有效清除鼻腔和鼻窦内真菌病灶以及坏死组织，恢复鼻窦及鼻道黏膜的解剖结构。鼻腔通气呼吸功能，一般在手术后3~6个月后可基本恢复。

○ 鼻腔冲洗在治疗儿童变应性真菌性鼻窦炎中重要吗？

鼻腔冲洗能一定程度上改善鼻窦炎的症状，但不能治愈。变应性真菌性鼻窦炎在术后仍然需要鼻腔冲洗，清除鼻窦内的渗出物、可能残余的菌丝，并能促进鼻腔纤毛功能的恢复，对上颌窦及额隐窝的清洁效果较好，常用的是生理盐水进行冲洗。

○ 如何早期发现及诊断儿童变应性真菌性鼻窦炎？

虽然发病率不高，但还是要高度重视，尤其是过敏体质的儿童。对反复出现鼻塞、脓涕，鼻腔异味、头面部疼痛的慢性鼻窦炎患儿，常规治疗后效果不佳，应进行鼻窦CT检查和过敏原检测等，典型鼻窦CT影像学特征可进行病理学检测明确。

变应性真菌性鼻窦炎会合并哪些过敏性疾病？

因本病往往多发生在有特应性体质的人群中，所以会共患有呼吸道过敏性疾病，如过敏性鼻炎、过敏性哮喘、变应性支气管肺曲霉菌病，还有其他系统的过敏性疾病，如特应性皮炎、荨麻疹等。

除手术外还有哪些治疗变应性真菌性鼻窦炎的方法？

内镜鼻窦手术通过清除病灶处的病原体、恢复鼻腔鼻窦引流是首选方法，除此之外，还可以需要联合鼻腔冲洗、口服糖皮质激素、变应原免疫脱敏治疗、生物治疗如杜普利尤单抗等多种辅助方法，这些个体化的治疗方案在控制病情和减少术后高复发率方面起到重要作用。

儿童变应性真菌性鼻窦炎与真菌性鼻窦炎的区别？

儿童变应性真菌性鼻窦炎是真菌性鼻窦炎分类中的一种非侵袭性真菌鼻窦炎，真菌作为过敏原引起的变态反应。变应性真菌性鼻窦炎多见于有过敏体质患儿，常伴鼻息肉、支气管哮喘。鼻腔分泌物为棕绿色黏液，似"花生酱般的稠度"，可伴有眼眶侧或颌面部出现质硬肿块。独特的鼻窦CT显示窦腔扩大，窦内可见片状毛玻璃增强影。有过敏依据如血清总IgE或过敏原阳性等。

儿童变应性真菌性鼻窦炎的护理要点

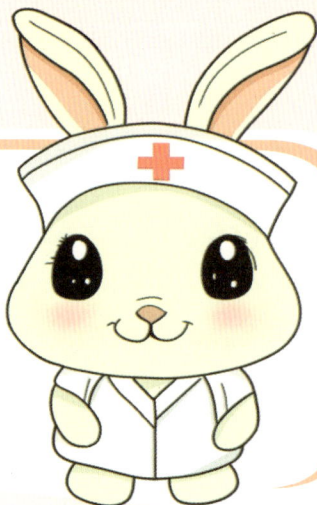

1.鼻窦内镜手术需要注意：手术前后要注意避免剧烈运动，避免擤鼻涕，以免导致伤口破裂和感染；其次要注意远离污染环境，防止病菌的定植而反复感染。也要避免感冒，感冒可引发鼻及鼻窦的炎症，鼻腔分泌物增多，堵塞窦口从而加重鼻窦炎。

2.生活环境要注意整洁，尽量避免环境的潮湿，注意调节饮食，宜清淡，不宜食物过油或者辛辣刺激的食物，避免熬夜，尽量避免挖鼻等一些不良的生活习惯。

3.鼻腔海盐水冲洗时，如果出现鼻出血，局部压迫鼻翼及鼻腔进行止血，暂停鼻腔冲洗，鼻腔冲洗时必须降低冲洗的力度，动作应轻柔。如果出现鼻部刺激感或烧灼感，应注意冲洗海盐水的温度是否适宜，选用的浓度是否过高，可更换等渗生理盐水。

海盐水鼻腔加压喷雾冲洗小贴士

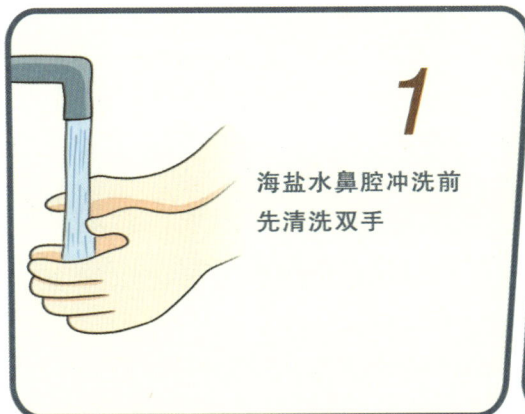

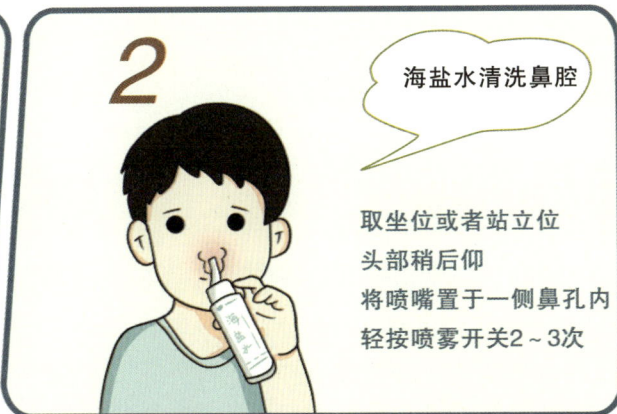

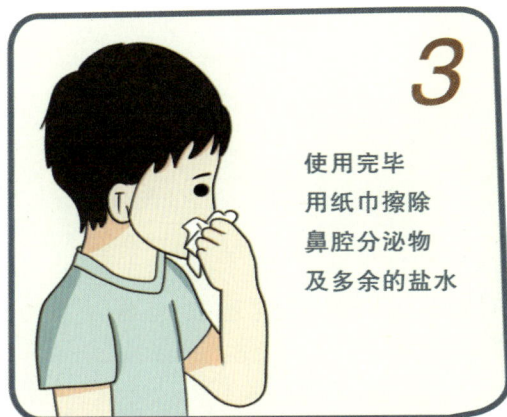

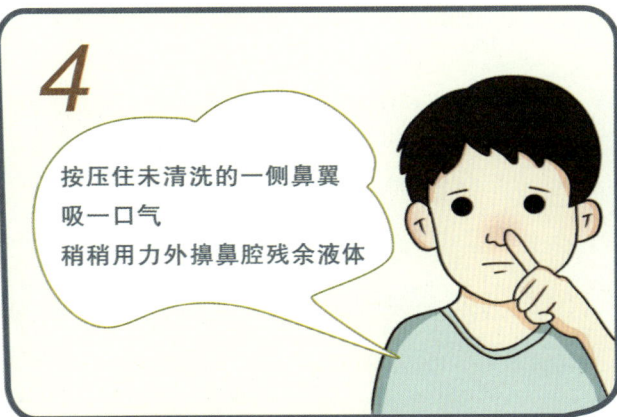

1

海盐水鼻腔冲洗前
先清洗双手

2

海盐水清洗鼻腔

取坐位或者站立位
头部稍后仰
将喷嘴置于一侧鼻孔内
轻按喷雾开关2~3次

3

使用完毕
用纸巾擦除
鼻腔分泌物
及多余的盐水

4

按压住未清洗的一侧鼻翼
吸一口气
稍稍用力外擤鼻腔残余液体

注意：之后用同样的方法冲洗并清洁另一侧鼻孔。

2

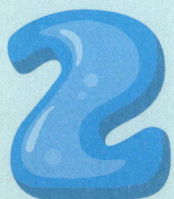

下呼吸道相关的过敏性疾病

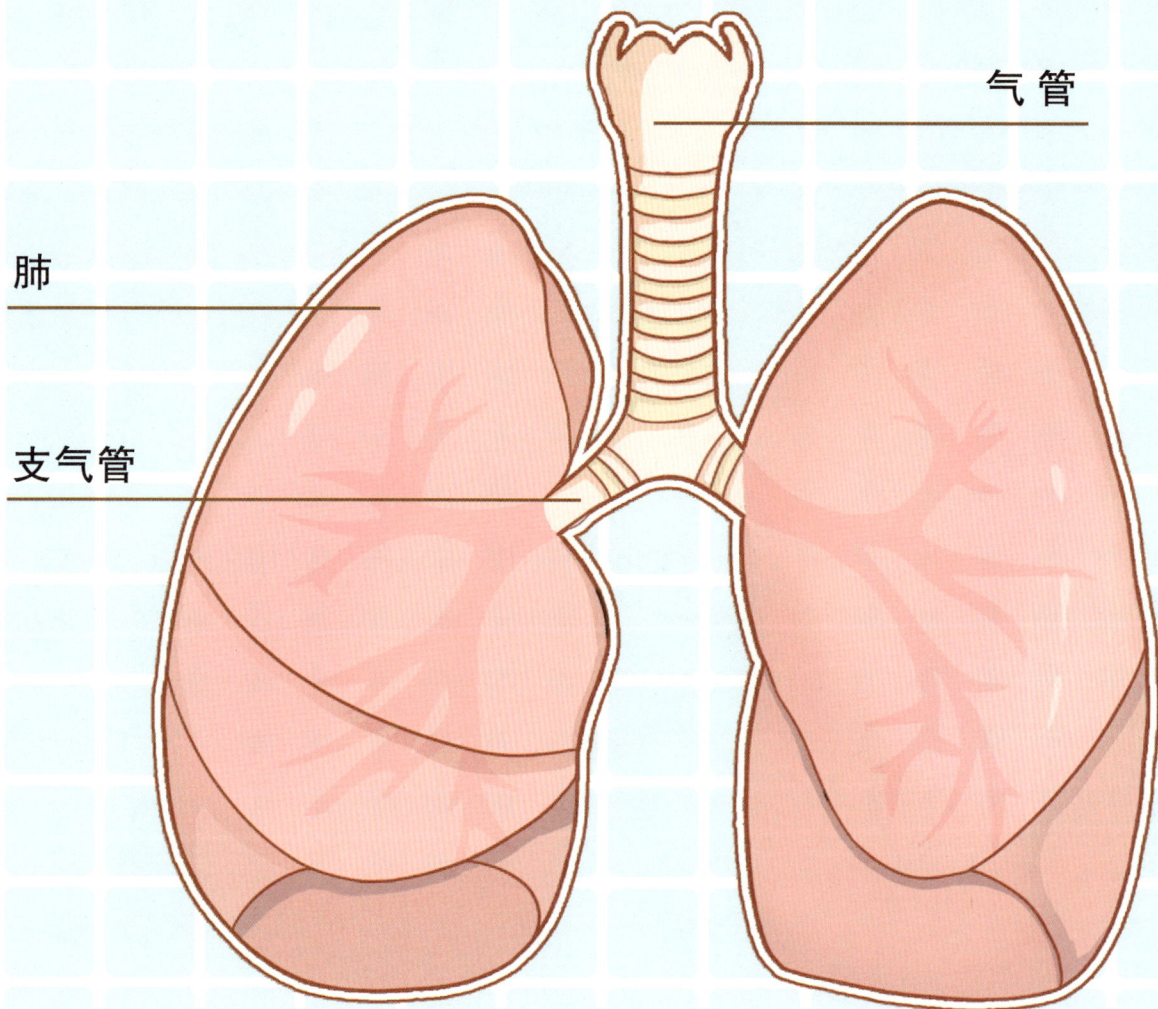

下呼吸道

气管

肺

支气管

下呼吸道包括：气管、支气管和肺部，也称为气管树。下呼吸道不仅是空气通过的管道和气体交换的场所，而且具有防御、清除异物、调节空气温度和湿度的作用。

整个呼吸道内表面都分布有分泌液和纤毛（鼻孔、咽后壁和声带黏膜除外），它能温暖（或冷却）、湿润和净化吸入的空气，对于呼吸器官和人体有着保护作用。

下呼吸道相关的
过敏性疾病

🟩 儿童过敏性哮喘

🟨 儿童变应性支气管
肺曲霉病

🟥 儿童过敏性肺炎

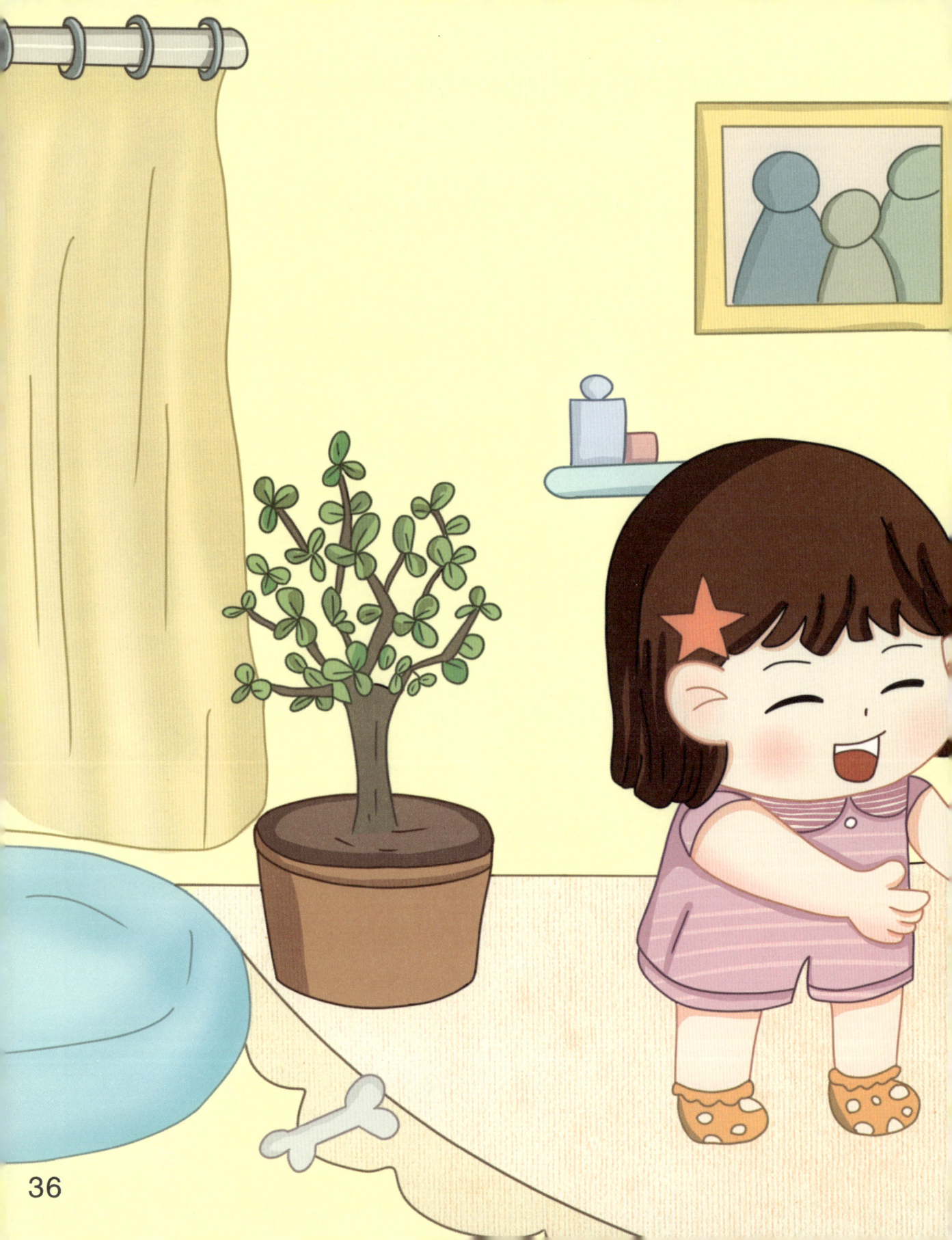

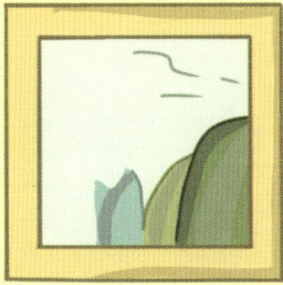

我的小狗狗是我最好的小伙伴了，
每天都要和我一起玩。

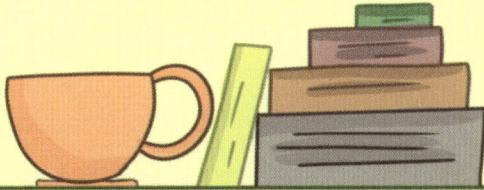

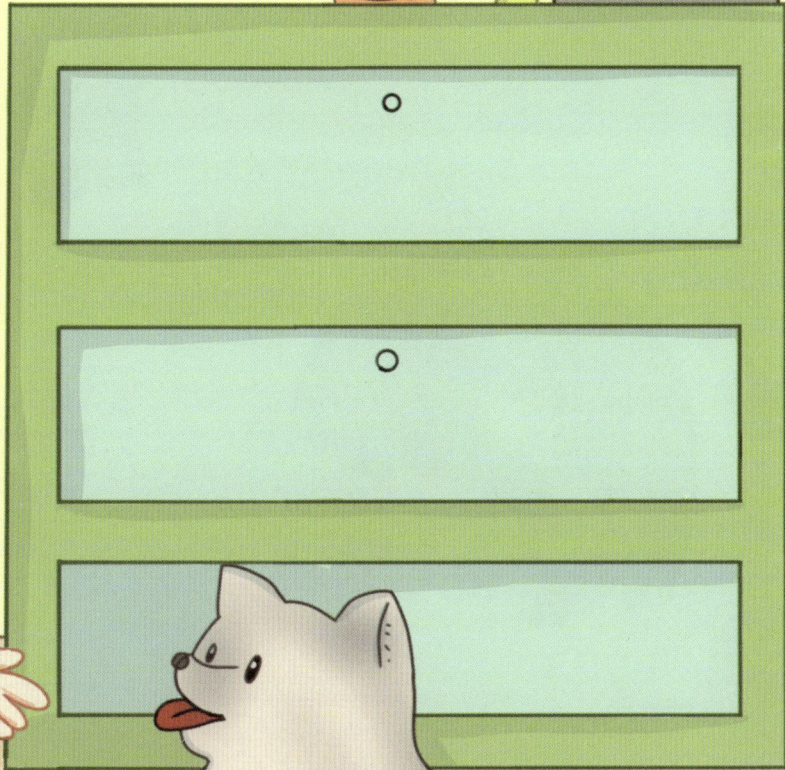

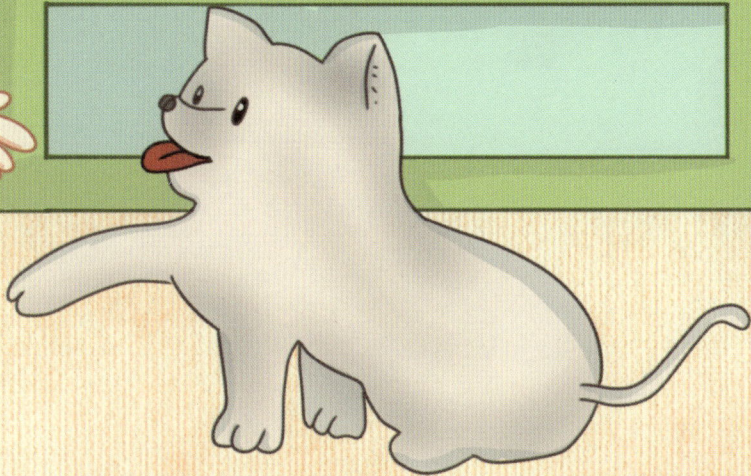

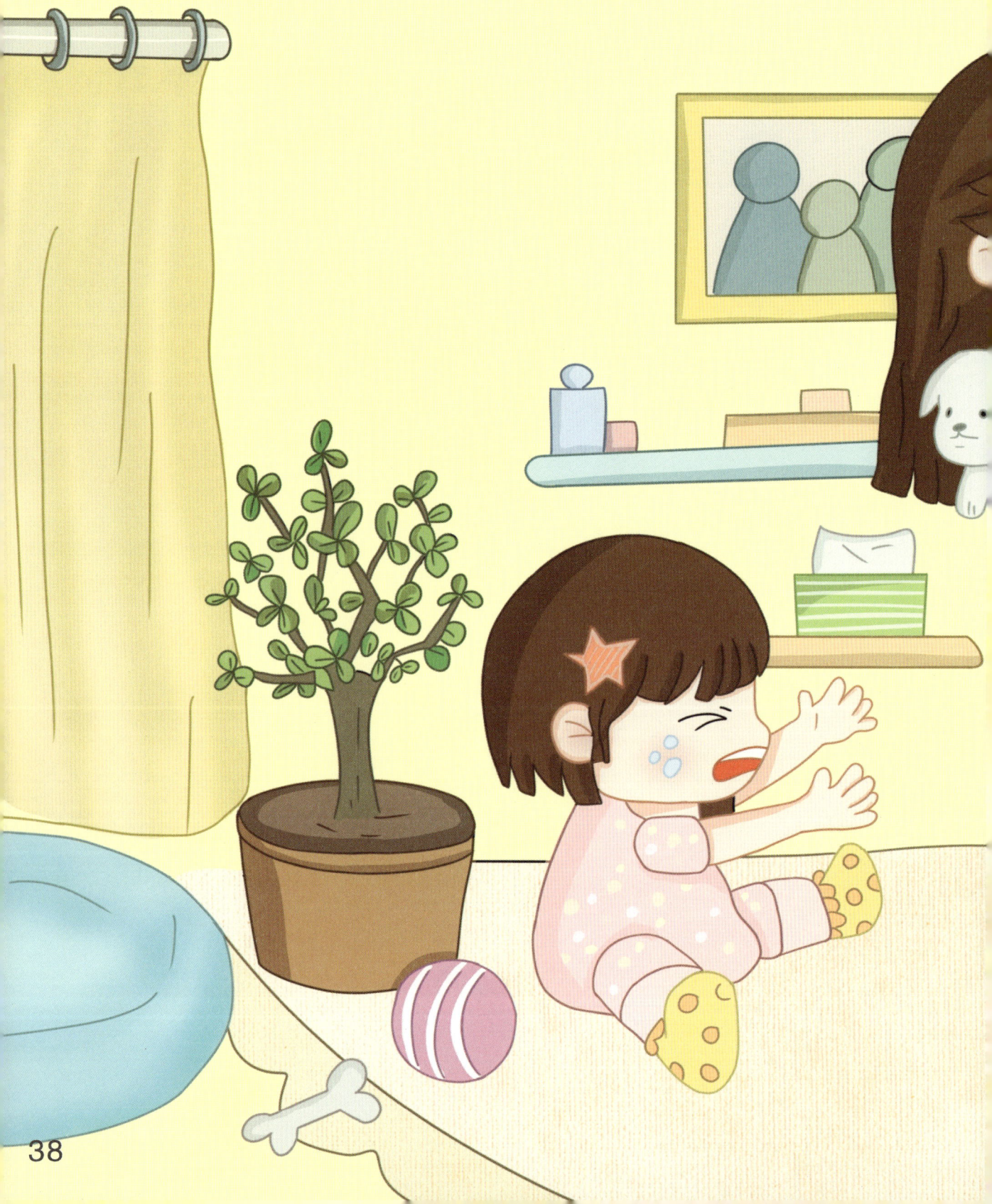

妈妈说我对狗狗过敏

一定要把她送人，好难过呀～

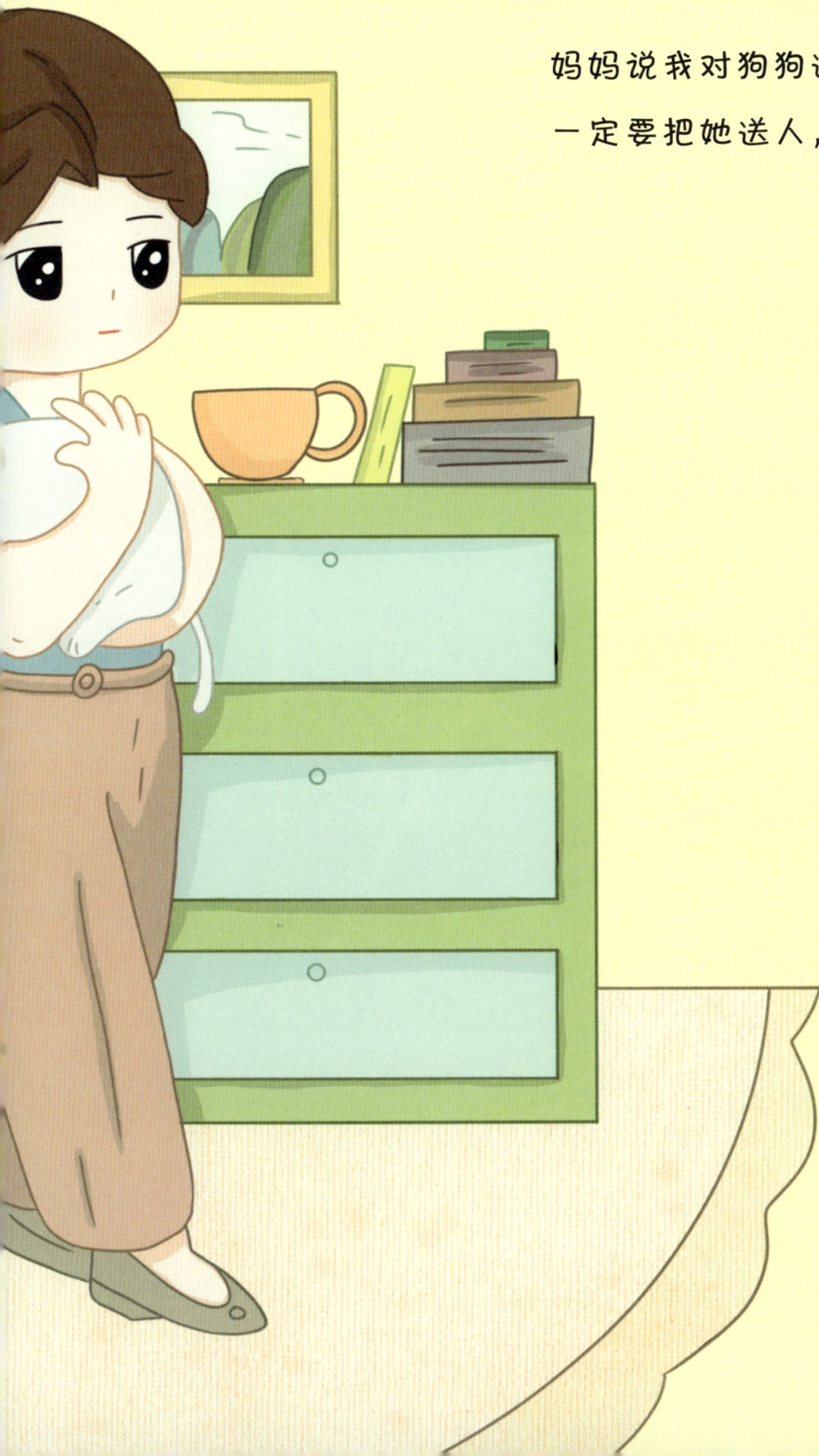

求助智能的"小兔爱萌"~

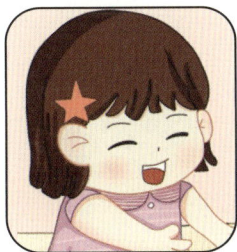

经常咳嗽是不是就不能养狗了呀？

"小兔爱萌"提醒您：当您接触了小狗就咳嗽，那可能是过敏咯

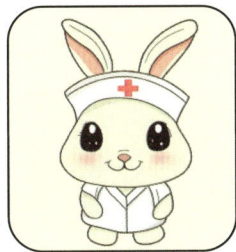

"小兔爱萌"听说过有种病叫作"过敏性哮喘"哦。快去了解一下吧~

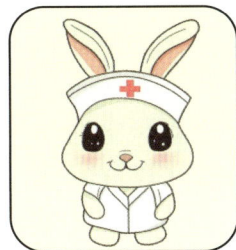

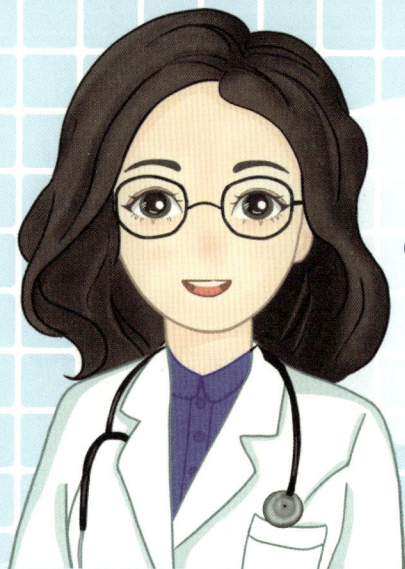

儿童过敏性哮喘

Allergic Asthma in Children

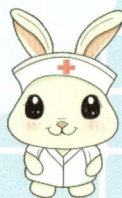

什么是儿童过敏性哮喘

儿童过敏性哮喘又称变应性哮喘或特应性哮喘，是指由过敏原触发引起一种以慢性气道炎症、气道高反应性为特征的异质性疾病，以反复发作的喘息、咳嗽、气促、胸闷为主要临床表现，常在夜间或凌晨发作或加剧。

儿童过敏性哮喘的诊断标准

反复发作喘息、咳嗽、气促、胸闷，多与接触变应原、运动以及过度通气（如大笑和哭闹）等有关，常在夜间或凌晨发作；发作时在双肺可闻及散在或弥漫性、以呼气相为主的哮鸣音，呼气相延长；经抗哮喘治疗有效或自行缓解；其他疾病所引起的喘息、咳嗽、气促和胸闷；或者至少具备以下一项检查结果：①存在可逆性气流受限：支气管舒张试验阳性、抗炎治疗后肺通气功能改善FEV1 增加 ≥ 12%。②支气管激发试验阳性。③最大呼气峰流量日间变异率均值 ≥ 13%。

儿童过敏性哮喘的临床表现

1.突然发作或发作性加重的喘息、咳嗽、气促、胸闷表现。

2.时间节律性：常在夜间及凌晨发作或加重。

3.季节性：常在秋冬季节或换季时发作或加重。

4.可合并过敏性鼻炎、特应性皮炎以及其他过敏性疾病。

5.肺部体征：发作时可闻及呼气相哮鸣音，重症哮喘急性发作时，气道阻塞严重,哮鸣音反而减弱甚至消失。

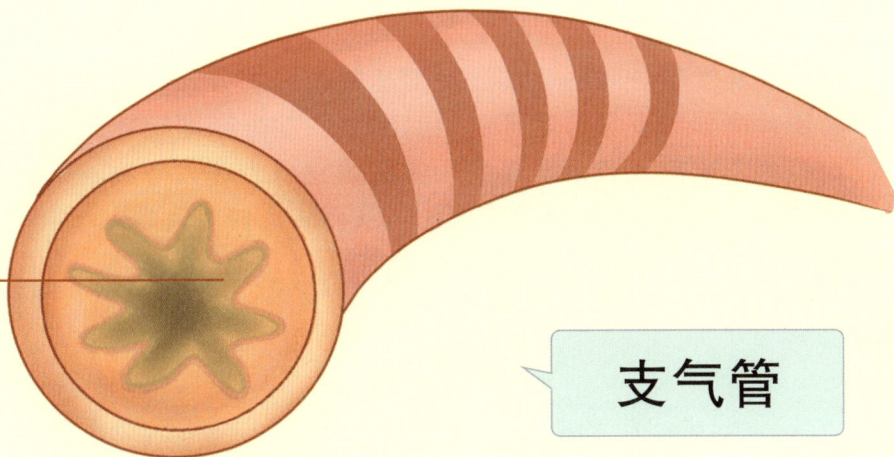

支气管痉挛

支气管

Questions
儿童过敏性哮喘的那些问题

儿童过敏性哮喘如果不喘了是否可以停药？

这是错误的观点。儿童过敏性哮喘是一个气道慢性炎症性的疾病，分为三期，分别是急性发作期、慢性持续期和临床缓解期。哮喘急性发作经过平喘治疗后症状得到缓解，不咳嗽、不气喘，但是气道的炎症反应仍然存在，转为临床缓解期，所以并不是不喘就能停药。儿童过敏性哮喘的治疗是一个长期的过程，需要规范治疗才能改善气道炎症，重塑气道弹性，恢复正常。需要定期复查评估后决策是否停药。

儿童过敏性哮喘能治愈吗？

儿童过敏性哮喘目前还没能达到根治的方法，但是60%以上的儿童过敏性哮喘到青春发育期可以达到治愈。部分咳喘比较严重、合并过敏疾病比较多、喘息比较早出现的儿童可能发展为成人哮喘。所以早诊断、正确规范的用药可以避免肺功能损伤，从而降低转变为成人哮喘的概率。

儿童过敏性哮喘吸入疗法会不会上瘾？

规范的吸入治疗是不会上瘾的。儿童过敏性哮喘的治疗方案是首选吸入糖皮质激素药物，雾化吸入后药物直接作用于气道，相比口服和静脉用药来说剂量要小得多，产生的副作用也更小。

长期吸入糖皮质激素会导致身材矮小吗？

儿童过敏性哮喘如控制不好或者反复发作，疾病本身可能会影响孩子的生长发育。过敏性哮喘长期规范化治疗中应至少每半年监测孩子的身高和体重等指标，有调查研究显示：在儿童过敏性哮喘治疗的最初1~2年内，青春期前的儿童有小部分存在身高偏矮，但青春发育期及成年后的最终身高与不使用长期吸入糖皮质激素的孩子并无显著差异。

儿童过敏性哮喘急性发作如何应急处理？

一般来说，儿童过敏性哮喘规范治疗后不容易急性发作，如再次接触过敏原诱发急性发作，可以立即使用呼吸道急救药物，如支气管扩张剂：沙丁胺醇喷雾剂或吸入沙丁胺醇可解除支气管痉挛引起的气喘症状，吸入1~2次后紧急送至医院就诊。

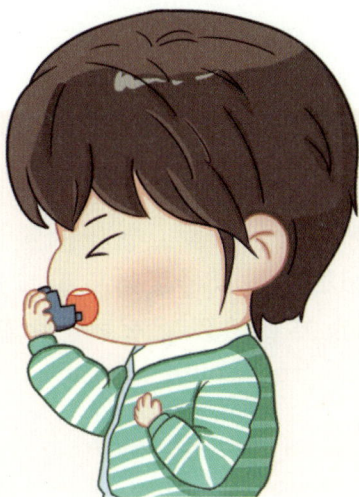

吸入解痉药物
缓解气喘症状

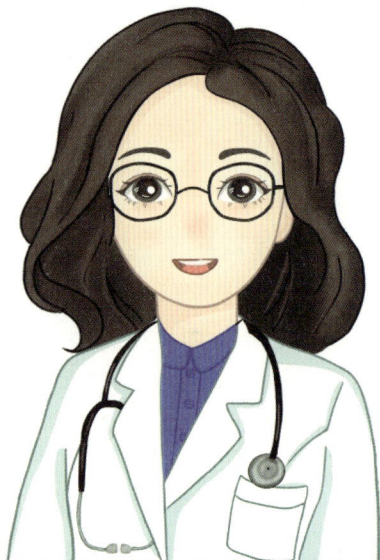

儿童过敏哮喘的
Q那些问题
uestions

儿童过敏性哮喘与非过敏性哮喘的区别是什么？

两者虽然都是哮喘，发作时的临床表现相同，但是触发因素不同、流行病学和家族史等也不同，如儿童过敏性哮喘发病年龄比较早，一般有过敏性家族史，可合并有过敏性鼻炎、变应性结膜炎等过敏性疾病史，发作有一定的规律性，如季节性。另外，血化验有过敏依据。

儿童过敏性哮喘常见过敏原有哪些？

目前发现的触发儿童过敏性哮喘的过敏原有数百种，而且新的过敏原在不断被发现。过敏原分为吸入性和食物性两类，常见的吸入性过敏原有尘螨、花粉、真菌、猫毛、狗毛、蟑螂等，也是最常见引起儿童过敏性哮喘的原因。常见的食物性过敏原有鱼虾、鸡蛋、水果、牛奶、花生、豆类、坚果等。

消炎药是否可以治疗儿童过敏性哮喘？

儿童过敏性哮喘是气道慢性炎症疾病，但此"炎症"非彼"炎症"，这种慢性炎症并不是细菌或者病毒感染引起的炎症，而是因气道过敏所导致的非感染性炎症，表现为气道分泌物增多、黏膜水肿和支气管痉挛等病理改变，使用抗菌药物消炎是无效的，更应严格控制抗菌药物的滥用。

支气管哮喘是不是都是过敏性哮喘？

不是的。支气管哮喘可分为外源性哮喘和内源性哮喘，外源性哮喘是由接触过敏原引起或触发的一类哮喘，内源性哮喘是非过敏导致的哮喘。有调查研究显示儿童支气管哮喘中有60%～70%是过敏性哮喘。

儿童过敏性哮喘的诊断和日常评估需要做哪些检查？

诊断儿童过敏性哮喘除了临床表现外，需要进行过敏原检测以帮助确定潜在诱因，肺通气功能检查和支气管舒张试验，呼出气一氧化氮检测气道顺应性和过敏情况。不典型哮喘可以进行支气管激发试验，很少需要胸部X线检查。日常评估中需要定期复查肺通气功能和呼出气一氧化氮检测，家中应配备峰流速仪，个性化设定风险区域记录呼出空气的速度可作为哮喘严重及治疗效果的客观评价。

儿童过敏性哮喘的护理要点

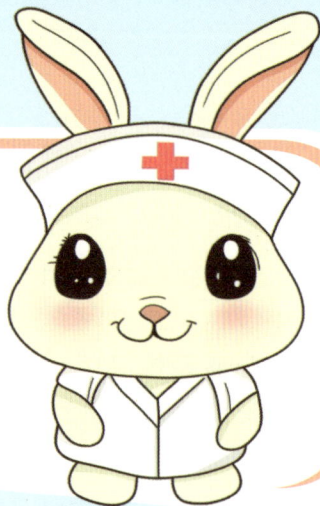

1.儿童过敏性哮喘治疗有效性的关键是按医嘱正确使用药物，无论选用哪种吸入装置，在使用前一定要清洁口腔，打开装药开关，将头部略向后仰，缓慢地呼气，然后将吸入器的吸口含在口中，紧闭嘴唇，用力深长地吸气，直至吸不动，屏气5~10秒钟，使药物充分扩散并分布在支气管黏膜上。一次吸入完成后，用清水漱口，以清除上咽部残留的药物，用餐巾纸擦净吸口，并关闭吸入器开关，清洁保存。

2.过敏性哮喘儿童或其家人应养成记哮喘日记的习惯，6岁以上的儿童日常可采用峰流速仪进行自我检测，可监测呼气峰值流速及日变异率，并记录哮喘日记或绘成图表，用以评价与监测哮喘轻重程度，还可以发现哮喘的发作规律，提前预防，可以有效地减少哮喘急性发作的次数。

小提示

峰流速仪

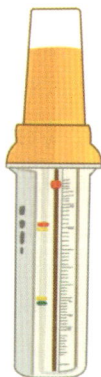

■ 危险区
■ 警戒区
■ 安全区

有哮喘的孩子家中可以自备"峰速仪"
在家里测量呼气流量值
自我监测过敏性哮喘的病情及程度变化
评价药物疗效等

家庭雾化的使用方法

1 雾化芯

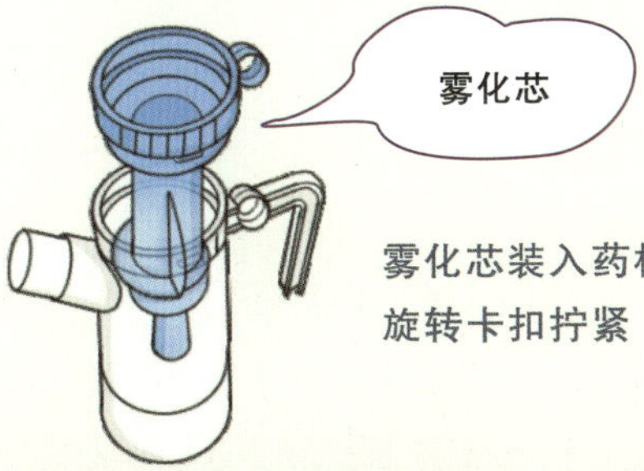

雾化芯装入药杯中
旋转卡扣拧紧

2

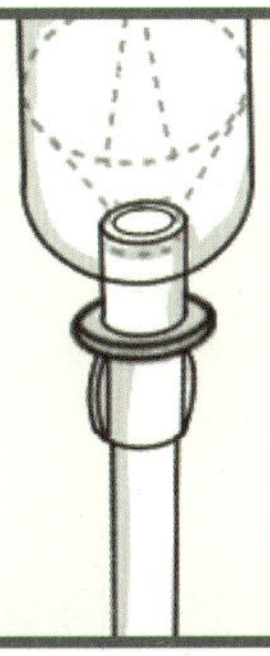

雾化杯与空气导管连接
另一端连接雾化机

3 咬嘴 面罩

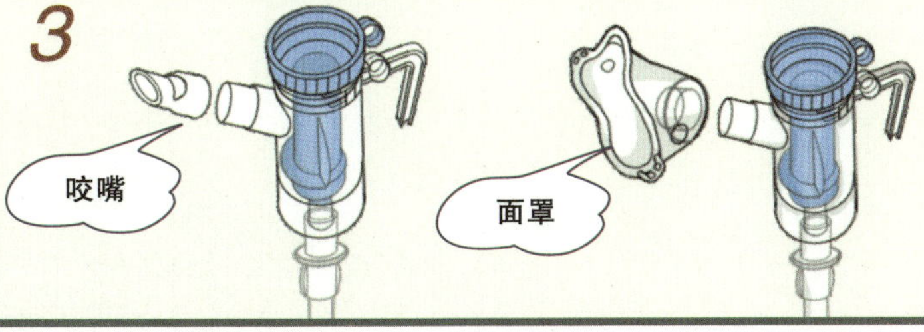

雾化杯与咬嘴/面罩连接

注意："咬嘴"适合3岁以上使用
面罩适合儿童使用

4

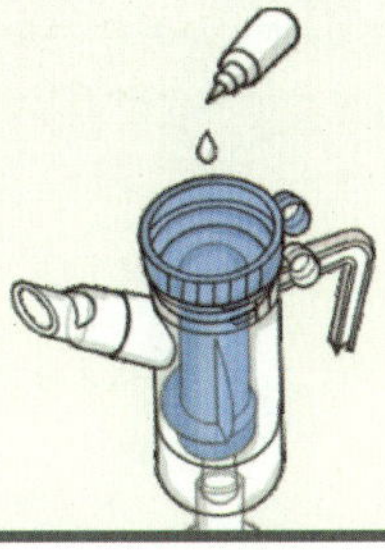

根据医嘱向药杯中
滴入药液

5 药杯盖

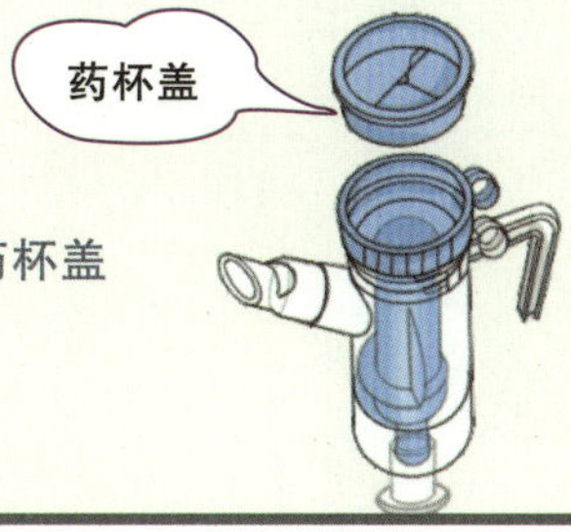

盖上药杯盖

6

开机使用雾化
婴儿"半卧位吸入"
儿童"坐位吸入"

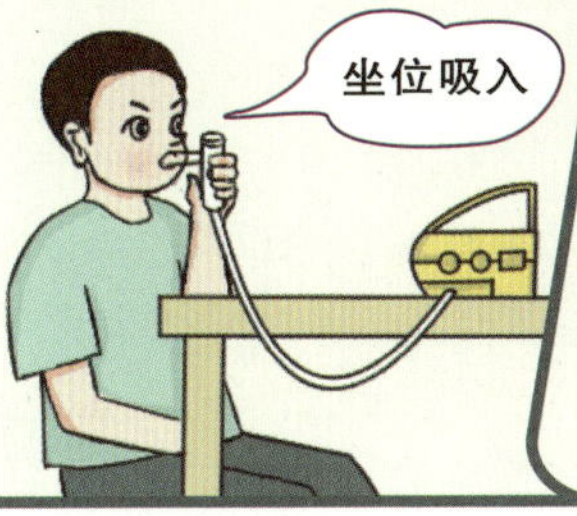

坐位吸入

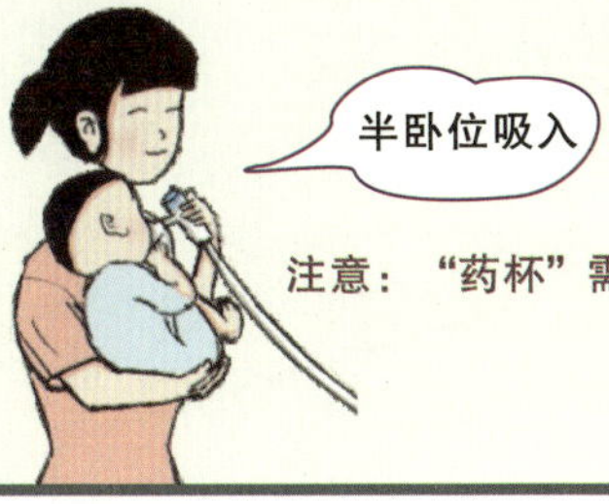

半卧位吸入

注意："药杯"需垂直地面

玩捉迷藏

躲进浴室里真是个好办法呀~

已经躲了好久好久了~

每次都不会发现呢~

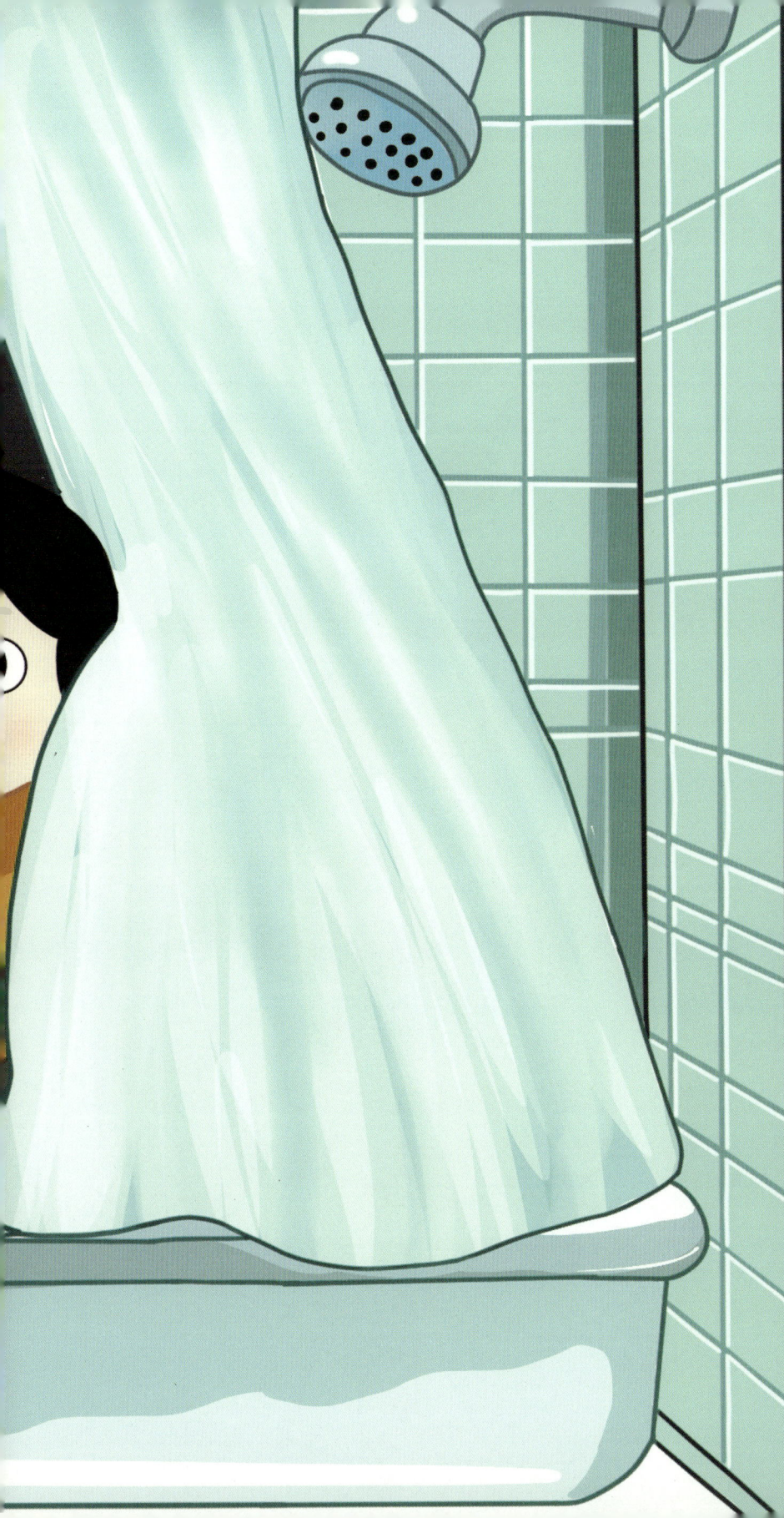

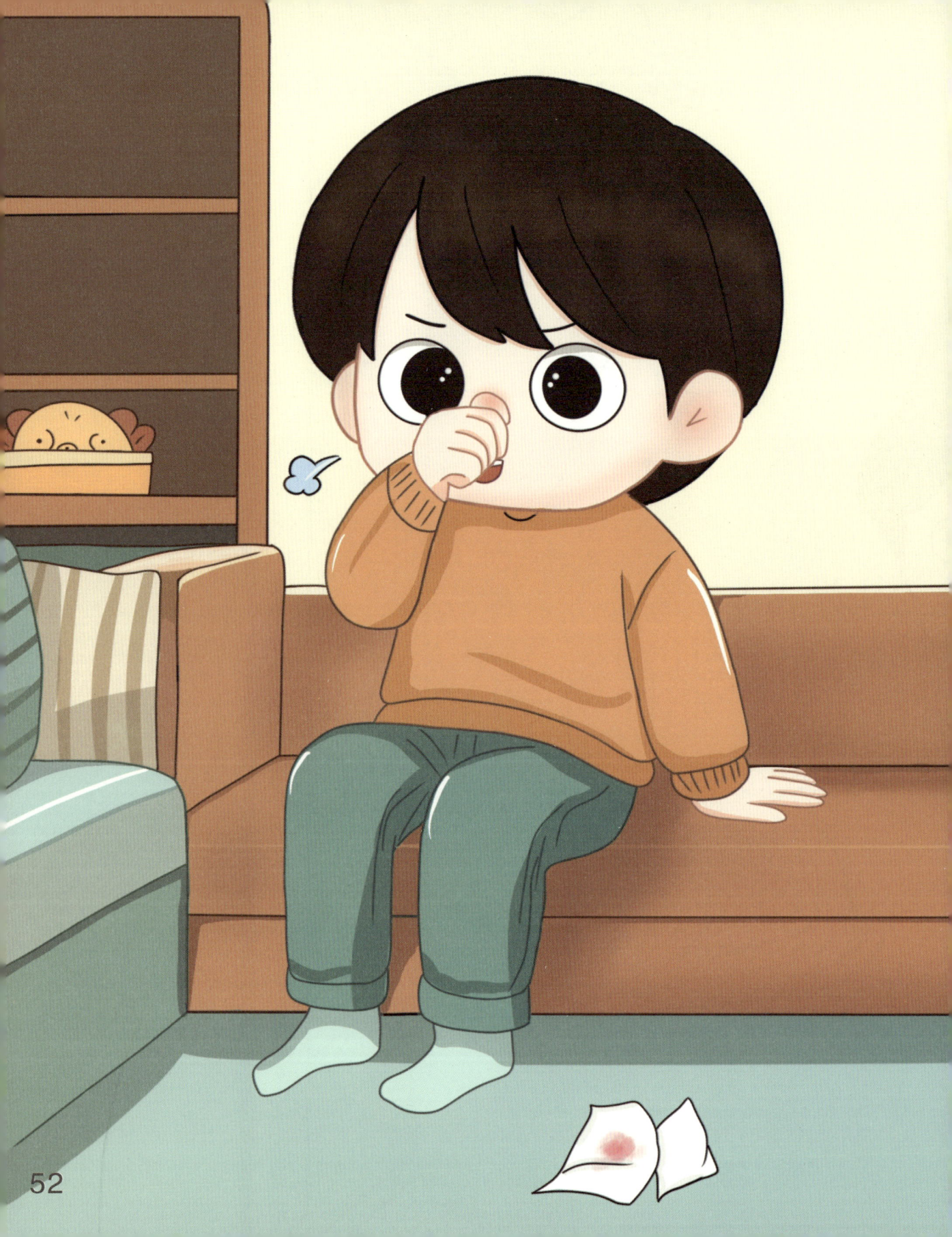

为什么玩捉迷藏后就开始咳嗽呀～

好吓人呀～怎么还有血呢？

求助智能的"小兔爱萌"~

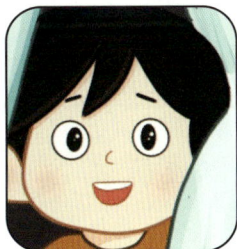

为什么躲进浴室后就开始咳嗽？

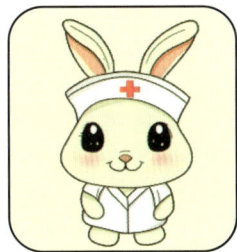

"小兔爱萌"提醒您：当您长期接触了浴室这种潮湿易发霉的环境后开始咳嗽，那可能是您过敏咯~

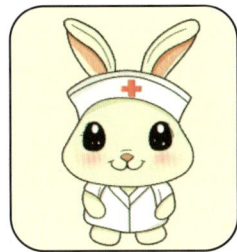

"小兔爱萌"听说过有种病叫作"变应性支气管肺曲霉病"哦。快去了解一下吧~

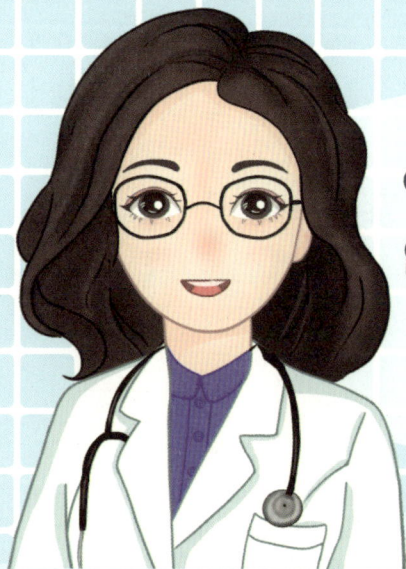

儿童变应性支气管肺曲霉病

Allergic Bronchopulmonary Aspergillosis

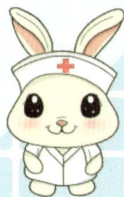

什么是儿童变应性支气管肺曲霉病

变应性支气管肺曲霉病是指因烟曲霉过敏引起的一种变应性肺部疾病，表现为难治性支气管哮喘和反复出现的肺部阴影，可伴有支气管扩张。变应性支气管肺曲霉病的分期：Ⅰ期，新发的、活动性；Ⅱ期，临床和血清学缓解期；Ⅲ期，复发性活动性；Ⅳ期，慢性激素依赖性哮喘；Ⅴ期，进行性炎症和气道扩张引起的纤维–空洞病变，可导致进展性呼吸衰竭和死亡。

儿童变应性支气管肺曲霉病的诊断标准

1.符合相关疾病诊断标准：①支气管哮喘，特别是难治性哮喘或重症哮喘。②合并其他疾病：支气管扩张症、慢阻肺、肺囊性纤维化等。

2.化验：①血清烟曲霉sIgE水平升高或烟曲霉皮试速发反应阳性；②血清总IgE水平>1000 U/mL。

3.其他符合以下3项中2项：①外周血嗜酸粒细胞绝对值>0.5×10^9/升；②肺部影像学：一过性肺实变、结节、游走性阴影等，可有支气管扩张、胸膜肺纤维化等。③血清烟曲霉sIgG抗体阳性。

儿童变应性支气管肺曲霉病的临床表现 ● ● ● ● ●

　　临床表现多种多样，但缺乏特异性，主要表现为咳嗽、咳痰、喘息、胸闷等，还伴有低热、消瘦、乏力、胸痛等症状。咳出痰液的特征是棕褐色黏冻样痰，当有支气管扩张时，有反复咳痰、咯血。

支气管镜

支气管镜术直接观察气管和支气管的病变，并根据病变进行相应的检查和治疗。

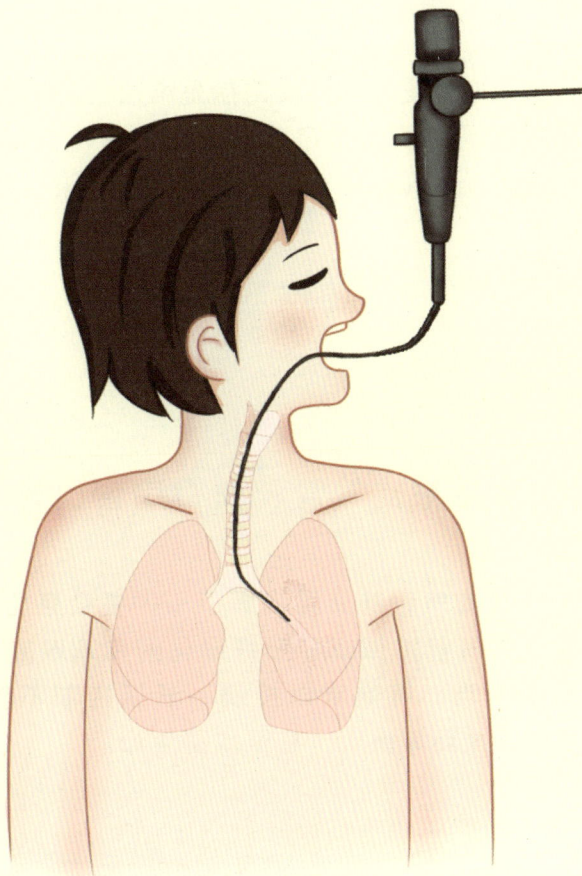

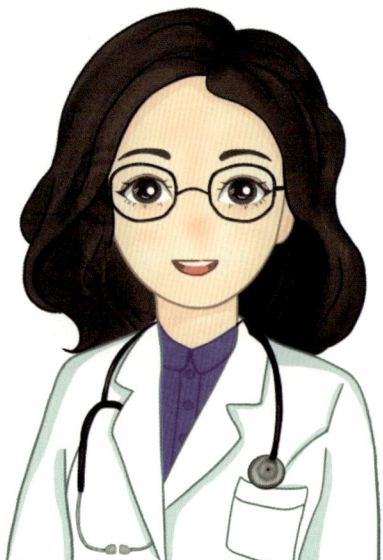

儿童变应性支气管肺曲霉病的
那些问题
Questions

○ **儿童变应性支气管肺曲霉病会传染吗？**

　　儿童变应性支气管肺曲霉病是难治性哮喘中的一类过敏为基础的疾病，发病率不高，是机体对定植或感染的曲霉菌后产生一系列严重的炎症过敏反应，过敏反应和曲霉菌感染是不具有传染性的，不会传染给其他人的。

○ **变应性支气管肺曲霉病会出现严重后遗症吗？**

　　变应性支气管肺曲霉病属于一种复杂且比较严重的肺部疾病，可出现肺实质、支气管扩张或肺部纤维化的病理改变，病情会出现反复发作，给治疗带来困难，哮喘难以控制，长期控制不佳可出现呼吸衰竭、咯血窒息、心血管循环等疾病，甚至威胁生命。

儿童变应性支气管肺曲霉病能自愈吗？

一般情况下儿童变应性支气管肺曲霉病是不能自愈的，病程中会出现反复咳嗽、气喘、胸闷等哮喘症状控制不佳的临床表现，如果长时间不正规治疗，可能出现肺部及其他脏器的严重疾病，包括支气管扩张、肺出血等。

为什么变应性支气管肺曲霉病容易误诊或漏诊？

由于变应性支气管肺曲霉病的临床表现缺乏特征性，尤其是在疾病的早期，缺乏诊断依据，容易被误诊或漏诊，但哮喘尤其是难治性哮喘，在治疗效果不佳时应进行血清曲霉sIgE检测或曲霉变应原皮肤试验，以明确曲霉致敏情况，明确诊断。

儿童变应性支气管肺曲霉病是按照临床分期演变吗？

儿童变应性支气管肺曲霉病的病程进展不一定是按照临床分期演变的，患者在接受诊治的过程中，无法直接预测是否会进入临床缓解期或持续进展期。治疗过程漫长，可出现反复，甚至可能因支气管扩张导致肺咯血而急诊手术等，但一般认为早期诊断和早期治疗可降低未来严重疾病的进展风险。

Q 儿童变应性支气管肺曲霉病那些问题
uestions

儿童变应性支气管肺曲霉病的高危人群有哪些？

儿童变应性支气管肺曲霉病的发病机制至今尚未完全明确，相关研究涉及个体的易感性。高危人群主要包括：①过敏体质儿童，尤其是过敏性鼻炎及特应性皮炎病史儿童；②有过敏性疾病家族史；③免疫力低下或者使用免疫抑制剂人群；④生活环境通风不良，潮湿发霉或者接触大量灰尘人员。

儿童变应性支气管肺曲霉病应监测哪些指标？

儿童变应性支气管肺曲霉病会出现病情反复，治疗时间较长，患儿的依从性不佳，需定期监测。总IgE水平是疾病活动性的重要指标，治疗目标是使患者总IgE水平下降 50% 以上。新发或活动期患儿应每6~8 周监测一次总IgE，达到治疗目标值后可2个月复查1次；待完全缓解后可6个月至1年复查1次。另外，需要定期复查肺功能及胸部CT等检查全面评估病情。

儿童变应性支气管肺曲霉病会致癌吗？

变应性支气管肺曲霉病若控制不佳，持续进展，可出现哮喘控制不佳，并发支气管扩张，出现反复咯血、支气管肺纤维空洞改变，甚至进展性呼吸衰竭和死亡。但不会直接导致支气管及肺部的癌症发生的。

儿童变应性支气管肺曲霉病该如何治疗？

儿童变应性支气管肺曲霉病在明确诊断后应立即开始规范化治疗，基础治疗是口服激素类药物，可联合吸入糖皮质类激素药物。其次，抗真菌药物如伏立康唑，是重要的辅助治疗药物，还可以使用生物制剂如奥马珠单抗治疗，可改善症状，减少口服激素剂量，减少急性加重和住院次数。

儿童变应性支气管肺曲霉病需要多久复查？

变应性支气管肺曲霉病是一个慢性支气管肺部的变应性疾病，表现为支气管哮喘发作和反复出现的肺部炎症，可伴有支气管扩张，需监测病情及评估治疗效果，根据临床表现和检测总IgE，监测肺功能及呼出气一氧化氮、胸部CT，以及用药后肝、肾功能及血常规动态变化，调整诊治方案，一般需要1~2个月时间复查一次。

儿童变应性支气管曲霉菌病的护理要点

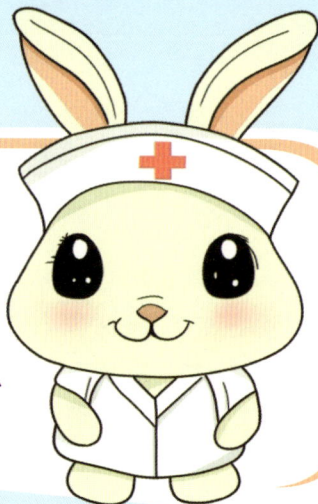

1.应尽量避免接触霉变、潮湿的环境，对于控制疾病、减少急性发作非常重要。保持室内环境清洁，温度保持在15～25℃，定期清洗厨房、浴室、地下室和垃圾箱。室内干燥，湿度保持在40%～50%之间，潮湿区域定期除湿，可使用除湿机除湿。加强空气流通，每天开窗通风至少2次，每次30分钟，定期清除能引起霉菌孳生的水源或潮湿源头，维修室内外有渗漏的地方。不要囤积过多食物，霉变食物应及时处理。

2.日常生活中穿着的衣物、床上用品，以及其他织物应定期清洗并烘干。减少室内绿植的栽培，避免土壤中的霉菌，可定期在家中进行除霉。

3.当哮喘未控制和急性发作期，变应性支气管肺曲霉病患儿不建议进行运动，在病情稳定的前提下，可选择适合的有氧运动，提高身体适应能力和保持健康的心理，应该选择空气新鲜无致敏物质的地方开展运动。

4.变应性支气管肺曲霉病是一种难治性哮喘，治疗有效性的关键是按医嘱正确使用药物，选择合适的吸入装置。使用前先清洁口腔，打开装药开关，将头部略向后仰，缓慢地呼气，紧闭嘴唇，用力深长地吸气，屏气5～10秒钟，然后再呼气。一次吸入完成后，用清水漱口，用餐巾纸擦净吸口，并关闭吸入器开关，清洁保存。

定量喷雾剂吸入的方法

1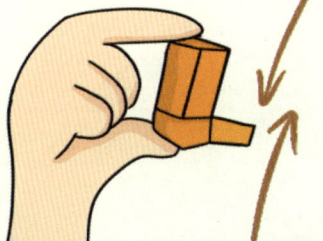

打开盖子
上下垂直摇匀
约10次

2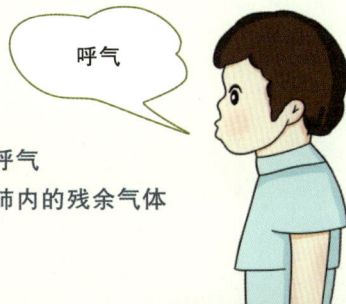

呼气

用力呼气
呼出肺内的残余气体

3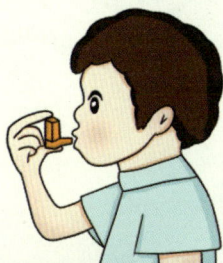

含住喷嘴

注意：喷嘴水平

4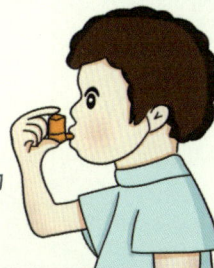

用力按下
同时深吸气吸入药物

5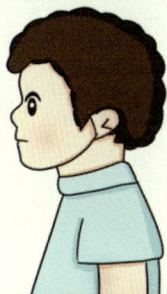

1~2~3
4~5……

屏气5~10秒

6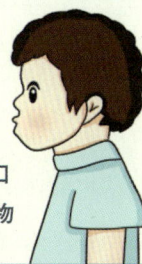

正常呼气

注意：吸入药物后，需漱口
清除口腔内残余药物

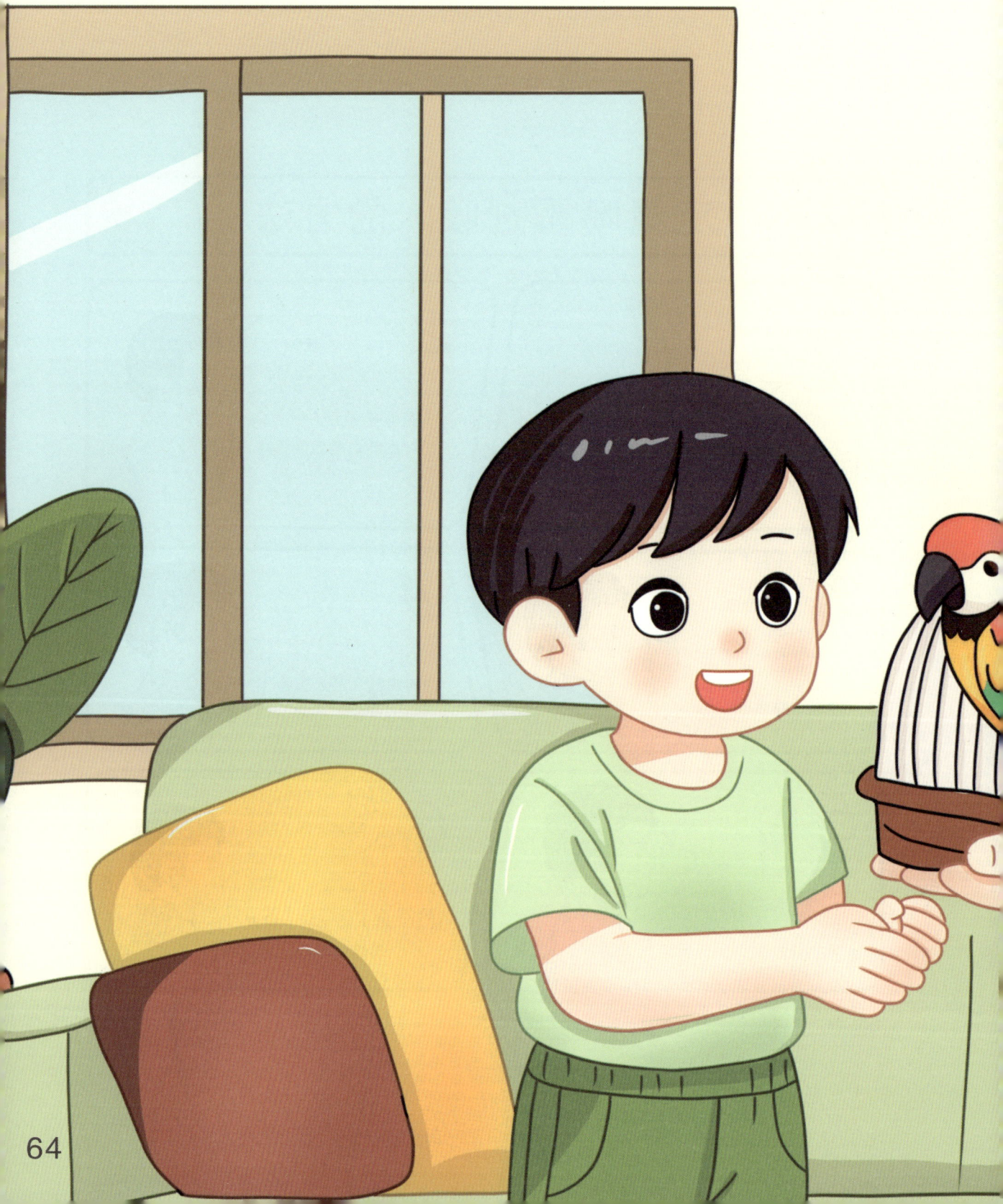

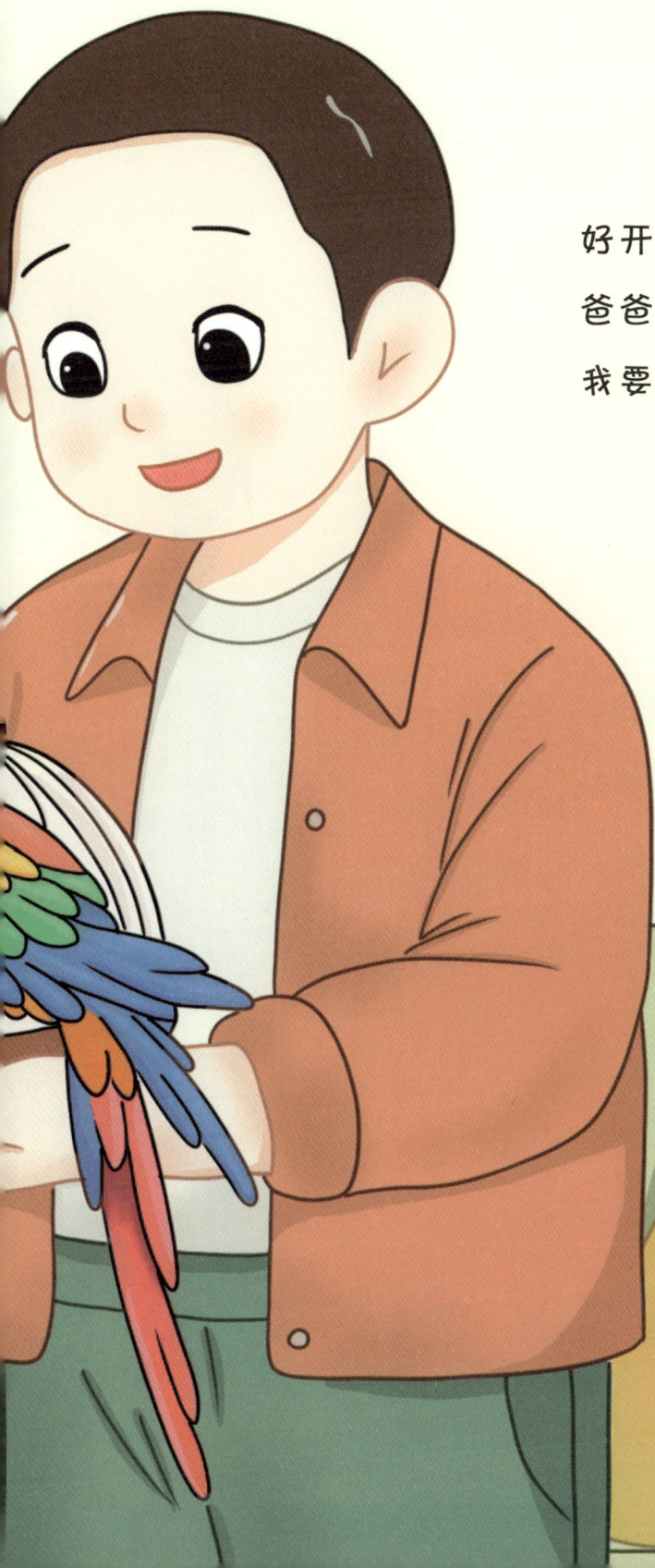

好开心呀~

爸爸送给我一只我一直想要的鹦鹉

我要让它每天都陪着我

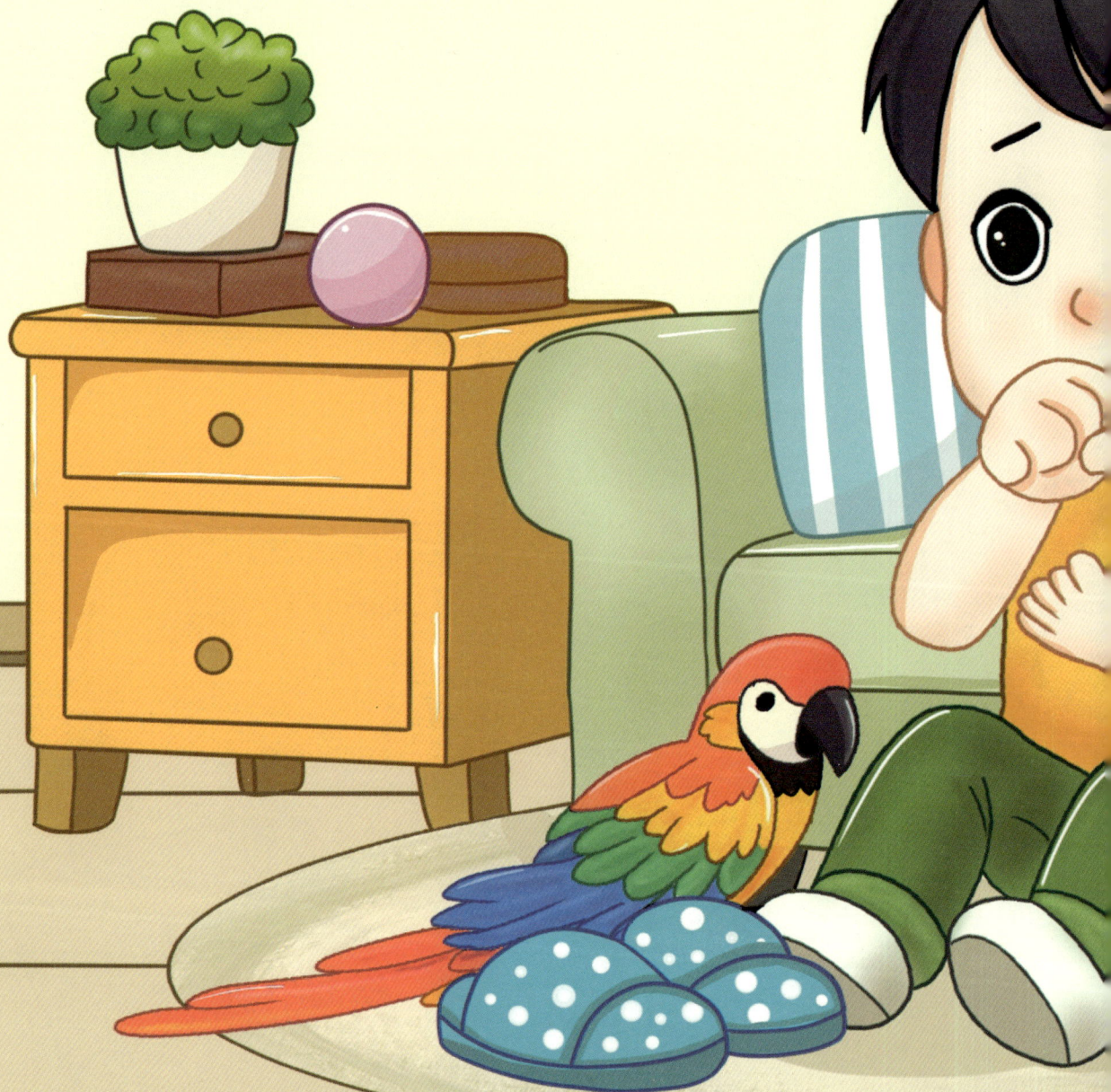

可是有了这只鹦鹉以后

我每天都会咳嗽

是鹦鹉有病毒吗？

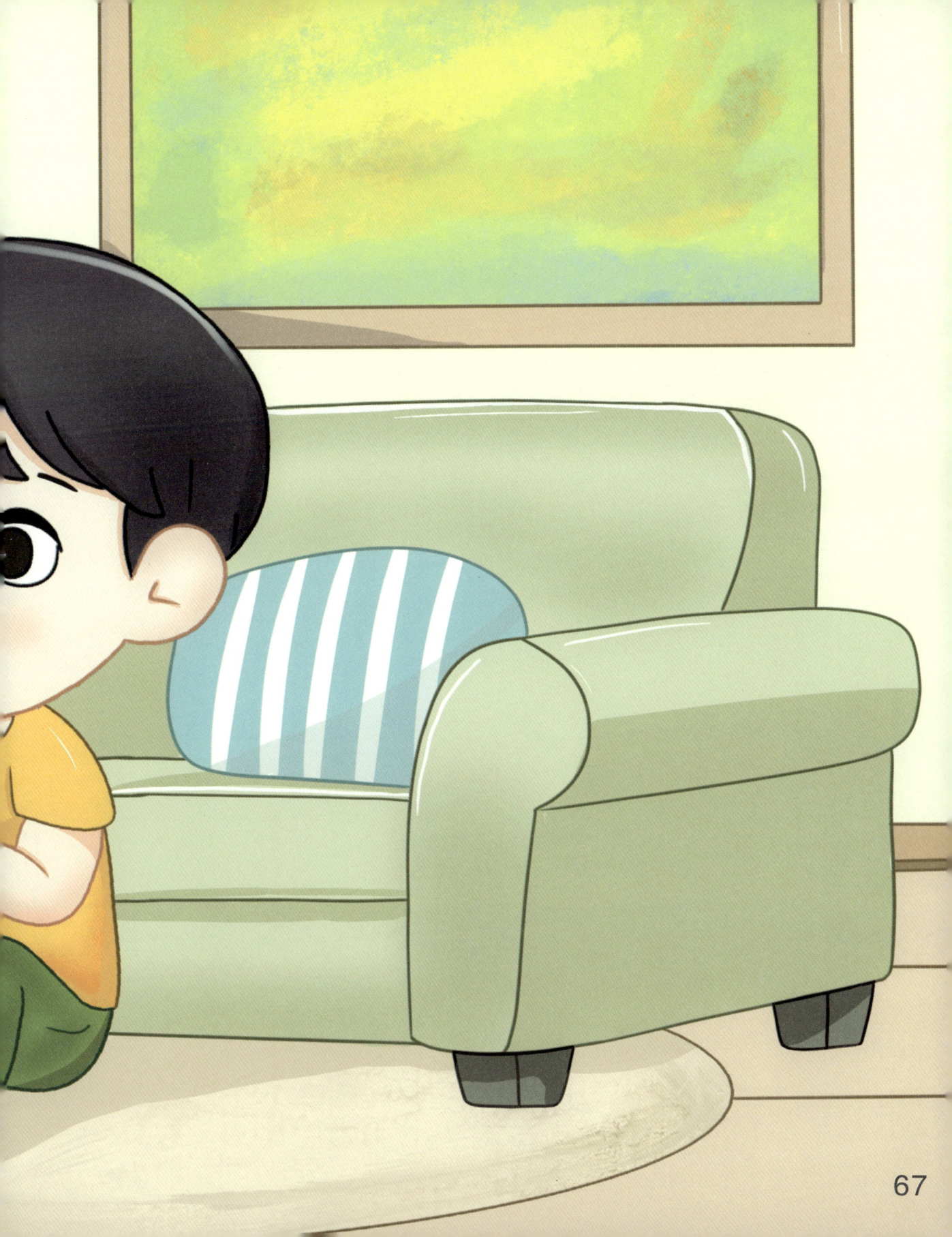

求助智能的"小兔爱萌"~

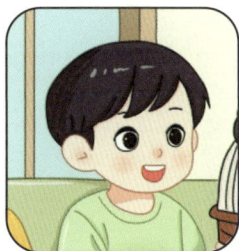

为什么和鹦鹉在一起就会咳嗽呢？

"小兔爱萌"提醒您：当您接触了小动物就开始咳嗽了，那可能是您过敏咯~

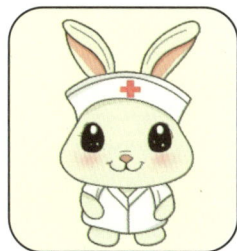

"小兔爱萌"听说过有种病叫作"过敏性肺炎"哦。快去了解一下吧~

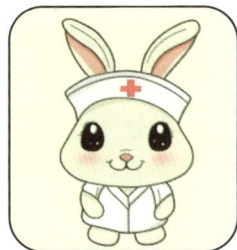

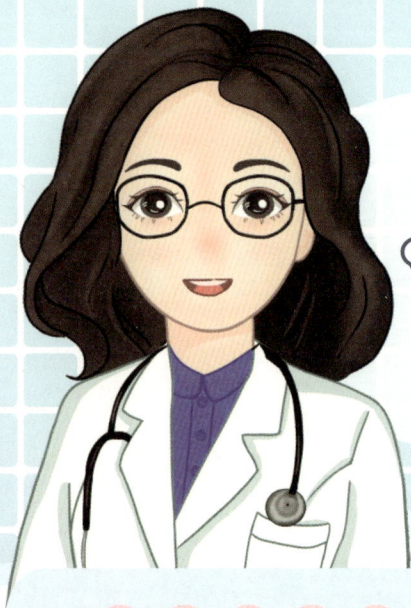

儿童过敏性肺炎
Hypersensitivity Pneumonitis

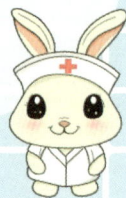

什么是儿童过敏性肺炎

　　儿童过敏性肺炎又称外源性过敏性肺泡炎，由于易感的儿童吸入过敏原后激发机体的免疫反应，从而引起以侵犯双侧气道和肺实质为主的复杂性肺部炎症性疾病。

儿童过敏性肺炎的诊断标准

　　主要是根据临床有机粉尘或者明确过敏原接触暴露史，出现进行性呼吸困难、咳嗽等，胸部影像学高分辨CT特征性表现如磨玻璃影、小叶中心性结节、气体陷闭征及三种密度征等，肺泡支气管灌洗中淋巴细胞为主及组织病理学等多方面资料，并进行排除性诊断。

儿童过敏性肺炎的临床表现

临床表现没有太多特异性，出现进行性的呼吸困难、咳嗽、疲劳、乏力、贫血和体质量减轻等，也可出现厌食、恶心呕吐。体格检查显示呼吸急促、肺部可闻及散在的细至中湿啰音，几乎所有病例都无哮鸣音。

临床分型：

急性型：症状通常持续 <6个月或24周。

慢性型：症状通常持续 >6个月或24周。

按照肺部纤维化表现分为：非纤维化型和纤维化型。

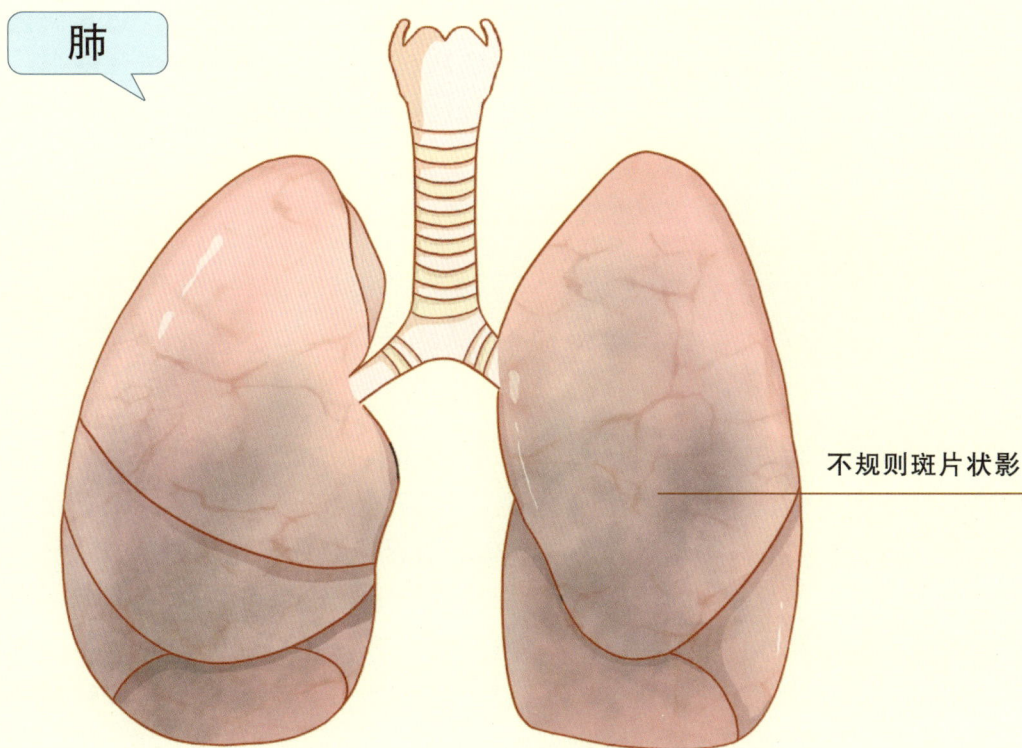

肺

不规则斑片状影

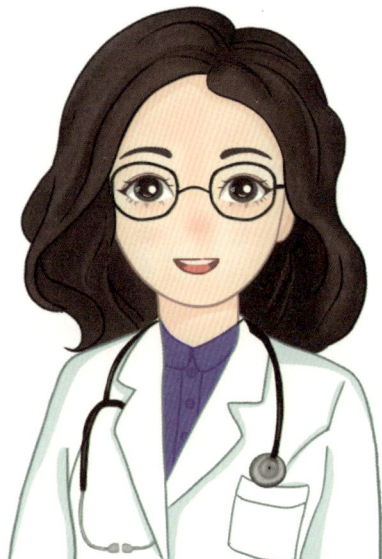

儿童过敏性肺炎的那些问题
Questions

○ 儿童过敏性肺炎常见的过敏原有哪些?

目前有超过200种抗原被确定为过敏性肺炎的诱因过敏原，如放线菌、真菌孢子、鸟类排泄物和羽毛、动物皮毛、植物加工产物等。近年暴露于居住环境和娱乐场所的宠物鸟，如鸽子和鹦鹉，被污染的空气加湿器，室内真菌和霉菌等所致的儿童过敏性肺炎发病率在不断上升。

○ 急性型和慢性型过敏性肺炎有哪些区别?

两者除了发病时间不同外，临床表现也有所不同。急性型过敏性肺炎的典型表现为大量接触过敏原数小时内出现发热、胸部不适、咳嗽和呼吸困难，在回避过敏原后的1~2天内可自行消退。慢性型过敏性肺炎主要是长时间暴露于过敏原下出现的以气道炎症为核心，主要表现为咳嗽或伴有体重减轻、胸闷和喘息，体格检查可闻及肺部啰音及手指紫绀等。还有胸部CT也有区别，急性型过敏性肺炎是弥漫性微结节、磨玻璃影，慢性型过敏性肺炎可为三种密度征及纤维化。

儿童过敏性肺炎做哪些检查可明确过敏原？

明确过敏原对过敏性肺炎的防治非常重要，但潜在过敏原数量很多。首先，需要详细了解病患近期生活习惯、家庭环境以及经常出入场所的接触史，寻找可能与疾病的关联性。其次，可进行血清特异性IgG的检测，也可通过肺泡支气管灌洗液查找过敏原，如肺部病变严重甚至可考虑肺活检，找组织病理学依据。最后，吸入特殊抗原做支气管激发试验。

过敏性肺炎应与哪些疾病鉴别？

过敏性肺炎急性型应与病毒肺炎、鹦鹉热及其他感染性肺炎相鉴别。当接触过敏原数小时后出现发热、干咳、呼吸困难、胸痛及发绀等症状。如果急性发作前的典型接触史不能确定时，上述疾病的临床特点，X线及肺功能检查有一定的相似。过敏性肺炎慢性型出现了肺纤维化应与限制性、间质性肺部疾病鉴别，上述疾病可通过胸部CT、痰培养及病原学检测、肺功能、肺泡灌洗等检查进行鉴别。

过敏性肺炎会继发其他感染？

会的。人体呼吸系统的上气道是对外开放的，如果过敏性肺炎治疗不及时，在气道过敏水肿的情况下，很容易侵入致病菌，从而继发肺部的细菌和病毒感染，加重原先的病情。

Questions 儿童过敏性肺炎的那些问题

如何预防儿童过敏性肺炎？

　　避免过敏原的暴露是最重要的预防措施，当无法避免的情况下，如粉尘过敏所致需控制接触量，使用空气过滤器或保护性面罩可能有效。如果真菌或病菌过敏，可进行环境清洁和消毒，杀菌剂可防止病菌的繁殖，但长期使用的安全性不确切，保持环境卫生。但在持续过敏原的暴露下防护措施可能不能完全阻止病程进展。

过敏性肺炎的危害有多大？

　　过敏性肺炎对机体的危害取决于疾病的分级和严重程度，严重者可出现胸闷、气喘，甚至急性呼吸衰竭。但只要早诊断、早治疗，急性期的过敏性肺炎恢复快，几乎没有后遗症。但如果症状持续时间长或治疗效果不佳，转为慢性期，可能会出现肺部严重损害，如支气管扩张、肺纤维化等不可逆性损害，将影响全生命周期，需要长期治疗和随访。

儿童过敏性肺炎的预后如何？

　　儿童过敏性肺炎如能早发现，并脱离过敏原，能完全逆转过敏性肺炎的病理损害。回避过敏的急性型过敏性肺炎症状常在数小时内减轻，自行缓解。慢性型过敏性肺炎预后较为复杂，长期接触过敏原肺部病理及解剖结构上的改变常常是不可逆转的，需要长期的治疗和康复。

儿童过敏性肺炎该怎么治疗？

儿童过敏性肺炎早期诊断和回避过敏原是关键，改善致敏的环境，定期对生活的场所进行打扫和消毒。治疗药物有糖皮质激素，可控制病情进展，其他雾化吸入、抗过敏等治疗。慢性型及有明显进展性过敏性肺炎，可考虑使用免疫抑制剂如硫唑嘌呤等，有肺部进行性纤维化的可使用新型抗纤维化药物治疗，上述治疗无好转反而在进展的过敏性肺炎，可考虑进行肺移植。

儿童过敏性肺炎患病会不会有个体差异？

有的。急性过敏性肺炎起病比较急，很容易发现过敏原的接触史，如接触某种气味或者物质后出现频繁咳嗽、气喘，就医早、诊断及治疗早，预后好。亚急性过敏性肺炎容易被忽略，既往曾发生急性发作，但病情不重，自行缓解后再次或者反复多次接触这种物质，病情进展，出现慢性反复干咳，持续时间长。慢性过敏性肺炎临床上难诊断，反复过敏肺炎，肺上出现肺纤维化的表现，追溯病史很难明确过敏原，很难诊断，并且已经找出不可逆性非损害，预后不佳。

儿童过敏性肺炎的护理要点

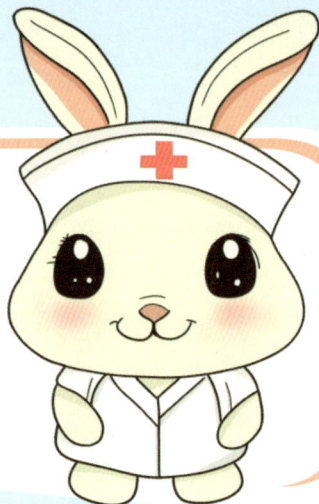

1.保持室内环境的整洁和卫生，经常开窗通风换气，保持室内空气清新，避免去人多拥挤、空气不流通的场所。

2.鼓励孩子多参加户外活动和锻炼，增强体质，提高抵抗力，减少疾病的发生。不要让孩子过度疲劳或受凉、受寒。不要让孩子长时间地待在空气污染严重的地方。不要带孩子到拥挤、通风不良的公共场所去，以减少交叉感染机会。

3.冬季要注意保暖，合理安排起居，保证充足的睡眠，适当进行体育锻炼和户外活动，以增强抗病能力。

4.疾病发作时容易影响孩子的休息和睡眠，加重病情，给孩子带来痛苦。家属应多关心、体贴患儿，耐心听其诉说病情及心理上的感受，及时给予安抚，消除其紧张和恐惧心理。

拍背排痰的正确方法

1 让儿童处于"俯卧位"

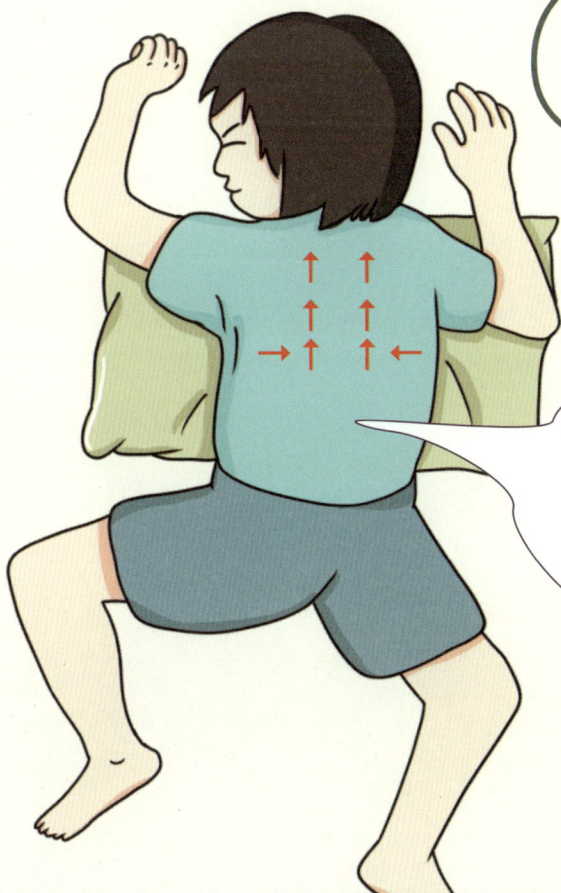

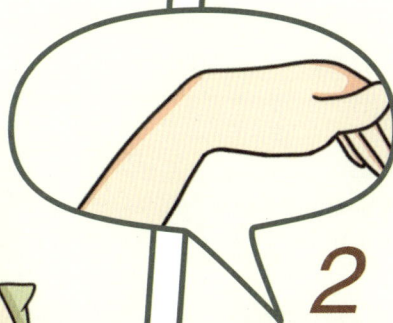

2 操作者将手指微微弯曲
手掌空心掌状

3 首先以从下往上的方向
避开肾区和脊柱进行拍打
再从两侧往中间进行拍打

注意：
可重复拍打2~3次
每次拍打10~15下

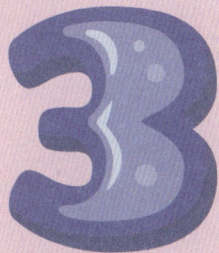

3 消化道相关的过敏性疾病

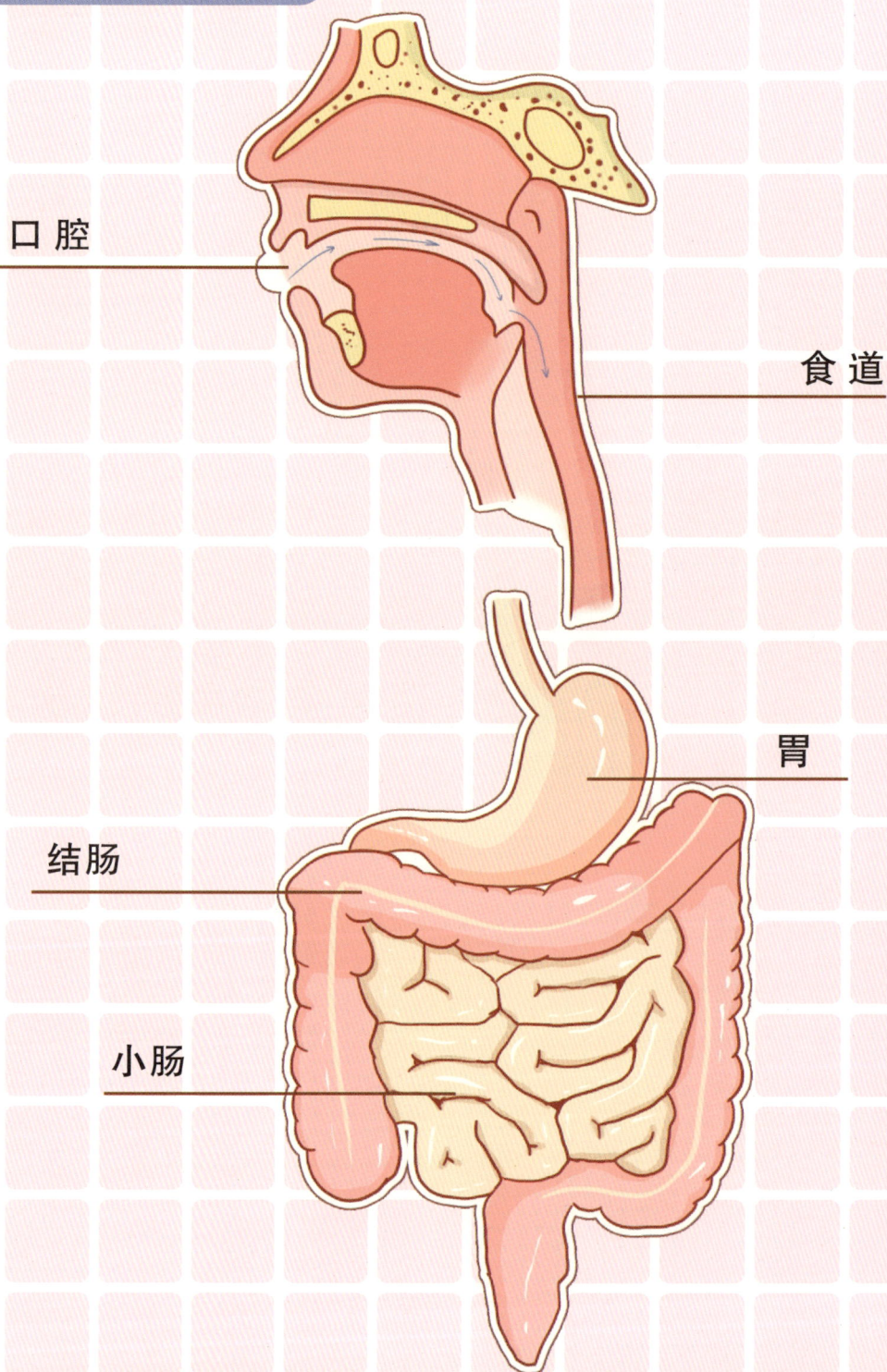

消化道

口腔

食道

胃

结肠

小肠

消化道包括口腔、咽、食管、胃、小肠、大肠及肛管等。消化道的作用：消化道负责摄入食物，分解为营养素，并吸收进入血液，最后将食物的残渣排出体外。肠道菌群和肠道内的免疫细胞相互作用对维持胃肠道稳态和系统免疫平衡非常重要。

消化道相关的过敏性疾病

- 儿童食物过敏

- 儿童口腔过敏综合征

- 儿童嗜酸细胞性胃肠炎

- 儿童食物蛋白诱导的肠病

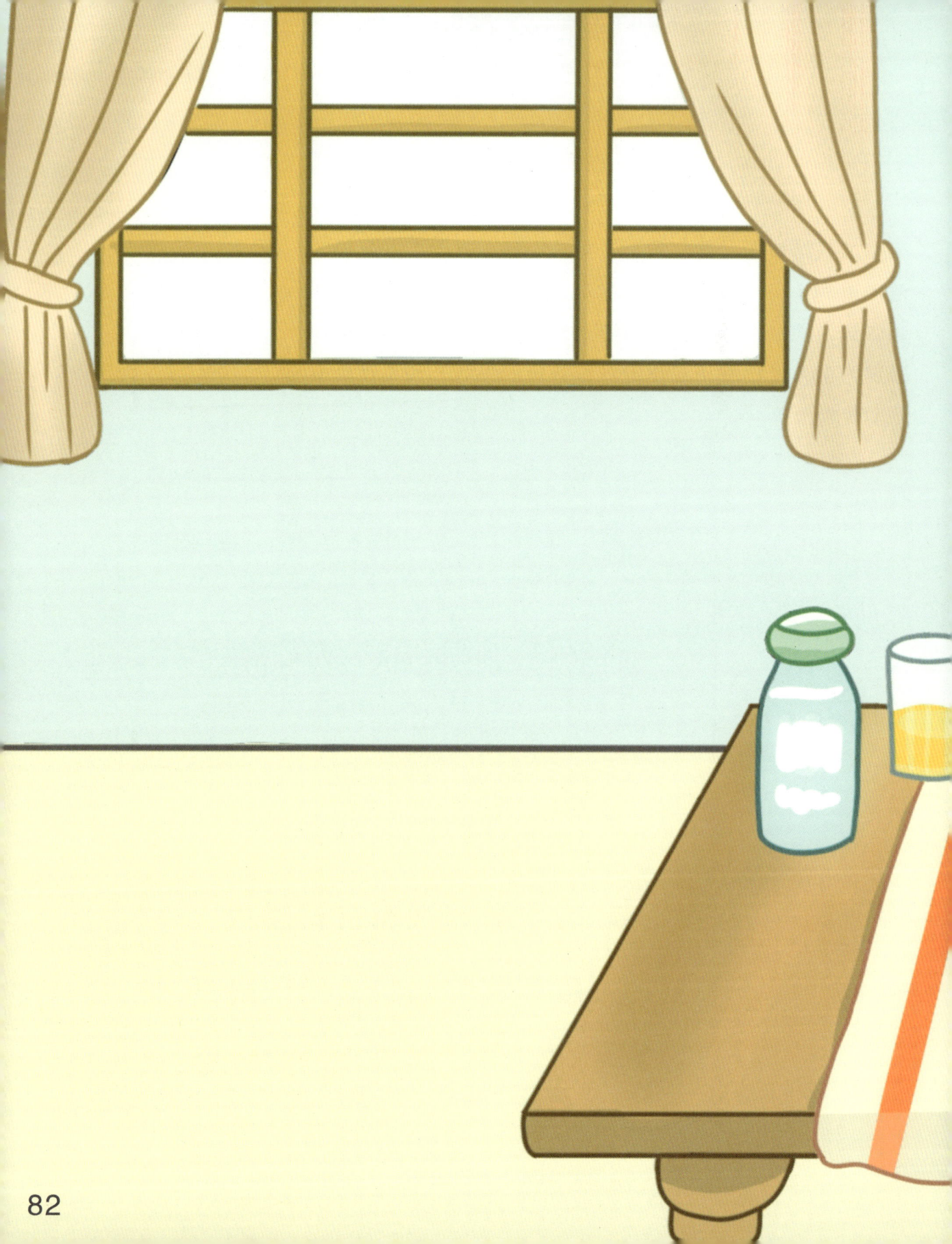

妈妈说多吃点可以长的又高又壮！

我一定要多吃点哟~

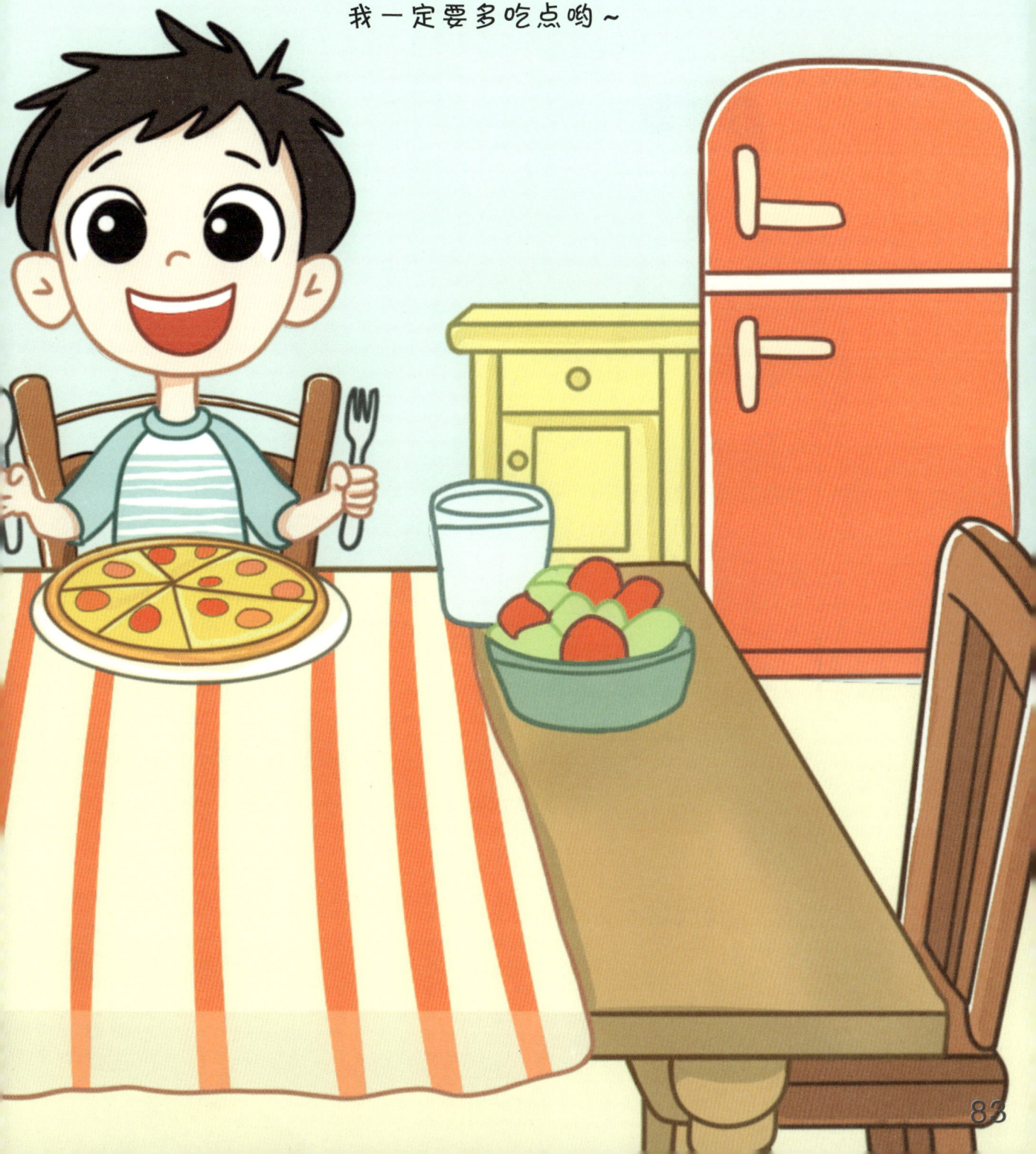

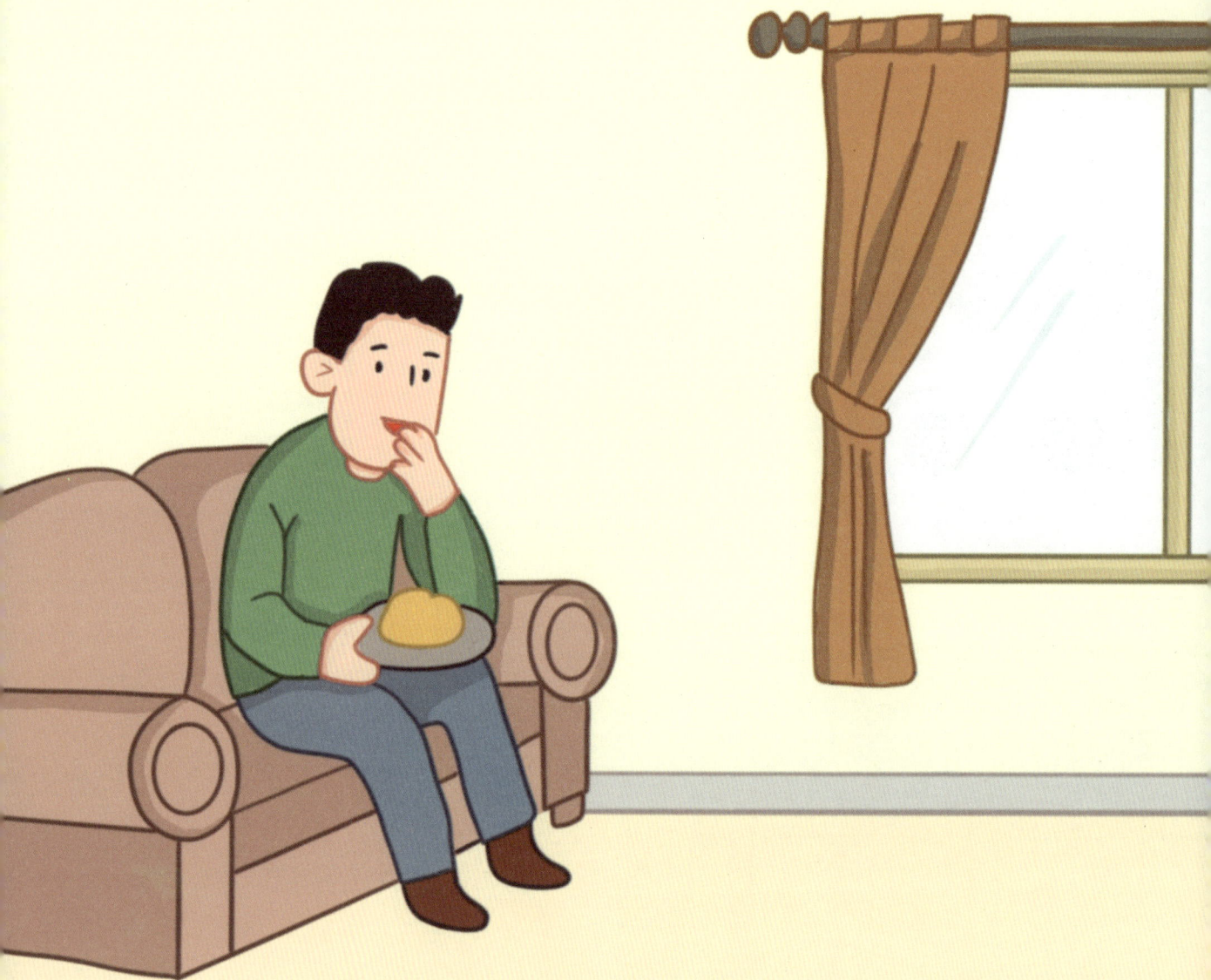

每天吃那么多，怎么还是又瘦又矮呀

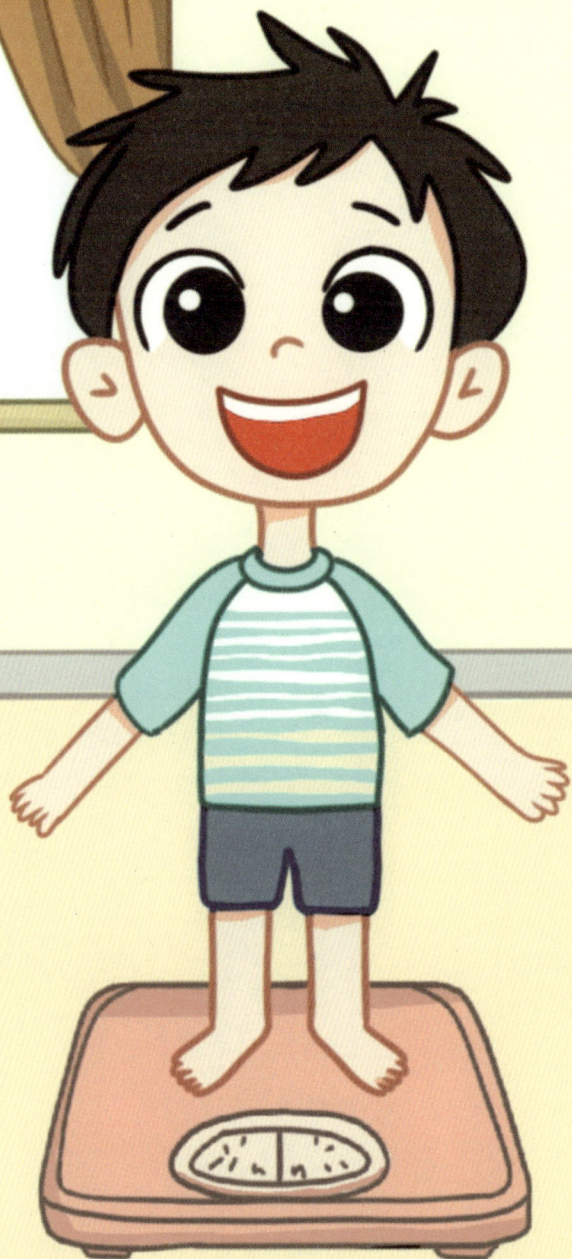

求助智能的"小兔爱萌"~

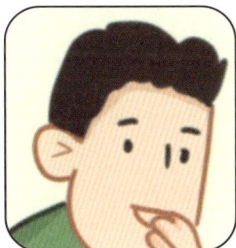

孩子每天吃那么多东西，为什么还是又瘦又矮呀？

"小兔爱萌"提醒您：当您的孩子吃饭很好，还长不胖，那可能是过敏咯~

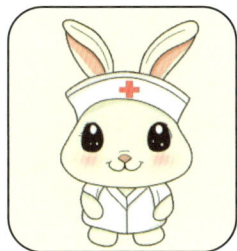

"小兔爱萌"听说过有种病叫作"儿童食物过敏"哦。快去了解一下吧~

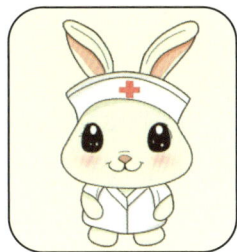

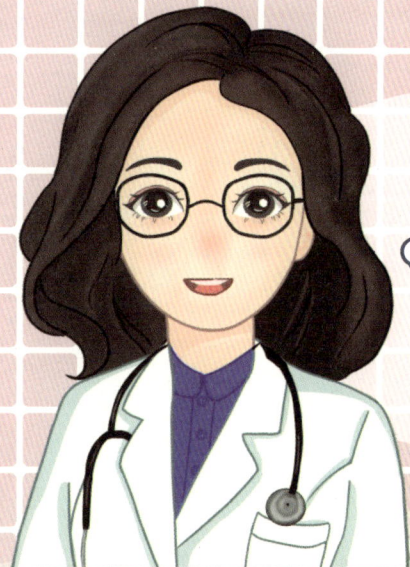

儿童食物过敏

Pediatric Allergic Asthma

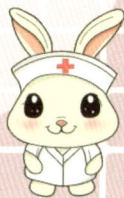

什么是儿童食物过敏

　　儿童食物过敏指一种或多种特定的食物进入人体后使机体致敏，引起机体过敏性免疫反应，可累及全身各系统，主要有皮肤、呼吸、消化、心血管、神经系统等的组织损伤，引发一系列临床症状。

儿童食物过敏的分类

　　1.IgE介导的食物过敏：口腔过敏综合征、荨麻疹、变应性结膜炎、血管性水肿部分胃肠道过敏反应等。

　　2.非IgE介导的食物过敏：食物蛋白诱导性胃肠炎综合征、食物蛋白诱导性肠病、哮喘、特应性皮炎等。

　　3.IgE与非IgE混合介导的食物过敏：嗜酸性粒细胞性胃肠炎、嗜酸性粒细胞性食道炎、接触性皮炎等。

儿童食物过敏的诊断标准

　　1.病史主要包括发病时间、临床症状、喂养或进食情况，如食物摄入前后症状的减轻或加重、其他过敏史或家族过敏史等情况，食物回避和再摄入的症状改变。

　　2.怀疑食物过敏可辅助检查：皮肤点刺试验、过敏原特异性IgE检测、食物的提取物皮肤点刺试验，必要时可口服可疑过敏食物进行激发试验确认。

儿童食物过敏的临床表现

　　食物过敏的临床症状非特异性，病变累及消化系统、呼吸系统、皮肤、心血管系统和神经系统等，不同系统食物过敏的临床表现也不同。其中食物过敏的儿童累及消化系统，出现恶心、呕吐、腹痛、腹泻，严重者可导致生长发育迟缓、贫血和低蛋白血症。

常见的八大类过敏食物

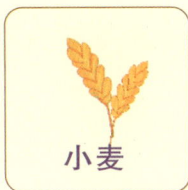

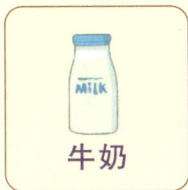

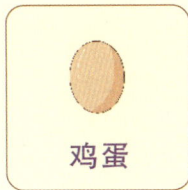

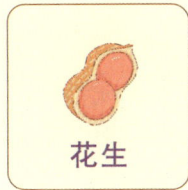

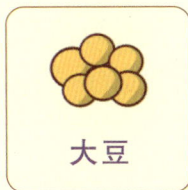

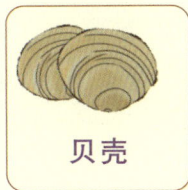

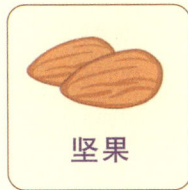

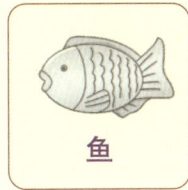

小麦	牛奶	鸡蛋	花生
大豆	贝壳	坚果	鱼

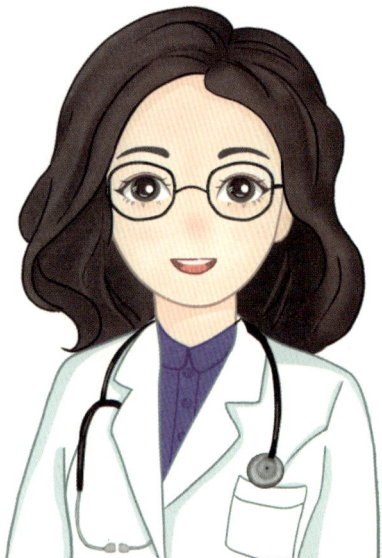

儿童食物过敏的
Q那些问题
Questions

○ 食物过敏的儿童有哪些营养管理的误区？

　　90%以上的食物过敏与儿童主要食物来源有关，如鸡蛋、牛奶、花生、大豆、小麦、鱼、虾、坚果等。儿童处于生长发育阶段，回避过敏食物及高度可疑过敏食物时可能存在营养管理方面的误区：①食物回避不恰当：未明确食物过敏就开始回避食物和过度的回避。②营养摄入不足：回避过敏食物时忽略了整体能量及微量元素的摄入。③不良进食行为：食物过敏后产生了食物的厌恶、恐惧和焦虑情绪，影响营养素的摄入。

○ 新生儿牛奶蛋白过敏的高危因素有哪些？

　　新生儿出现牛奶蛋白过敏是由多种因素导致的，母乳喂养儿较人工喂养儿发病率低，高危因素还有父母中的一方有食物过敏史、母亲为高龄产妇、母亲妊娠期间有高压力、剖宫产儿、使用了抗菌药物应用等。

喝了牛奶就腹泻是过敏吗？

不能一概而论。喝了牛奶后出现腹泻可能存在多种原因，其中之一是牛奶蛋白过敏后腹泻，部分孩子因蛋白质消化酶数量少或者功能不佳，导致牛奶蛋白消化不全而出现腹泻，还有部分孩子存在乳糖酶缺乏或者活力不足，而对牛奶中的乳糖不耐受而出现腹泻。

食物过敏的儿童需要筛查过敏原吗？

可疑或诊断食物过敏的儿童筛查过敏原有助于诊断、预防和治疗。能精准掌握过敏原，防治时有目标性地进行食物回避。但是年龄过小的儿童体内IgE处于较低水平，检测的结果临床意义指导不大，结果阴性也不能排除食物过敏，所以一般建议1岁以上儿童才进行过敏原检测，但如果出现严重呕吐、腹泻、严重过敏反应、生长发育迟缓时应尽早检测明确。

食物过敏和食物不耐受是一回事吗？

食物过敏并不等于食物不耐受。食物进入消化道分解成氨基酸、甘油和葡萄糖等才能被吸收，因缺乏分解食物的酶，食物未能被消化而残留引起的不适，这就是食物不耐受。患儿通常在数小时至数天出现不适，调整饮食即可，不需要治疗，儿童随着消化系统的发育成熟会逐渐改善。

Q
Questions
儿童食物过敏的那些问题

花粉-食物过敏综合征的儿童有哪些食物过敏？

对花粉过敏的儿童可同时出现食物过敏，主要因为花粉中的某些蛋白质与食物中的蛋白质有类似的结构。此类疾病常见的食物过敏原是坚果、生水果和蔬菜等。一般来说，可通过加热后再食用，因为加热会让蛋白质变性，改变原先的结构，使食物的蛋白质不再类似于花粉的蛋白质，躲避人体的免疫系统。

所有食物都可引起食物过敏？

对。几乎任何食物或食物添加剂都可引起过敏。但不同年龄儿童的食物过敏触发因素不同，婴幼儿常见的食物过敏原是鸡蛋、牛奶、小麦、花生、大豆。年长儿童和成年人最常见的过敏原是坚果、海鲜，包括贝类，食物过敏多见于父母有食物过敏、患有过敏性鼻炎或过敏性哮喘的儿童。

对红肉过敏的是哪一种疾病？

近年来研究发现有一种罕见病，对进食的红肉会产生过敏反应，这种疾病叫 α-半乳糖综合征。因为 α-半乳糖存在于许多红肉中，如猪肉、牛肉、羊肉、鹿肉以及哺乳动物制品中，人体内存在 α-半乳糖抗体的人可能会对这些食物产生过敏反应。

什么时候可以开展口服食物激发试验？

　　过敏原检测并不能确诊为食物过敏，口服食物激发试验仍然是证明或排除食物过敏，以及评估儿童食物过敏及食物耐受的最可靠方法。此项检查有一定的风险，需在有资质的医疗机构内开展。开展此项检查有一些禁忌症，如一周内出现过严重过敏反应、哮喘未完全控制、湿疹、特应性皮炎、荨麻疹的急性发作期；2周内有接种疫苗史、感染性疾病发病期等。

儿童食物过敏应回避过敏食物多久？

　　回避过敏食物2~4周后，大多数儿童的症状可得到缓解。如果可疑食物过敏儿童消化道症状相对比较轻，可回避高度可疑的1~2种食物进行诊断性观察。如果症状较严重，而又不明确哪一种食物过敏时，应回避多种食物，仅进食几种极少引起过敏的食物,当临床症状得到缓解后再逐步一个个添加之前回避的食物，判断过敏原。母乳喂养的婴儿建议继续母乳喂养，母亲进行食物回避，而不是停止哺乳，除非母亲饮食回避后症状仍较严重且持续，可考虑换成氨基酸奶粉或者深度水解蛋白奶粉。

蔬菜水果中哪些会引起食物过敏？

　　除了常见的8类食物外，一些蔬菜、水果也能引起食物过敏，可引发过敏反应的常见的水果有苹果、桃子、芒果、菠萝等，蔬菜有黄瓜、番茄等。

儿童食物过敏的护理要点

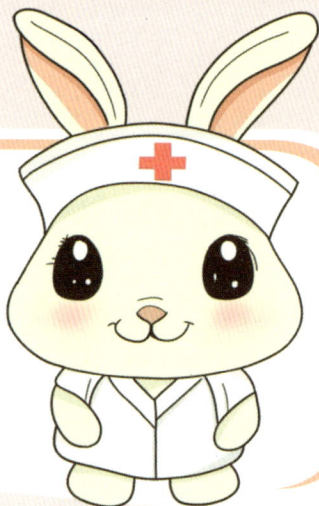

1.婴幼儿是食物过敏的高发人群，正处于生长发育阶段，确诊为食物过敏时，不应该过度地进行食物回避，需要注意能量和营养素的补充。有研究表明即便是相同的能量及营养素摄入，食物过敏的儿童的身高及体重仍低于正常儿童，因此食物过敏儿童的能量和营养摄入应高于同龄儿童。

2.食物过敏儿童一般需要进行食物回避3～6月，但如果摄入极少量过敏食物即出现症状者，往往需要较长时间严格的回避饮食。食物回避后需要再次引入食物时，应评估病情再做决策。轻度过敏患儿如果在过去的6个月无过敏发病史，过敏原皮肤点刺试验显著降低，可在家中进行再引入。中、重度食物过敏患儿，在微量食物暴露即出现严重反应，症状进行过敏性哮喘规范化治疗、有多种过敏原或累及多个器官、父母无法理解激发试验风险，需要在医院内进行食物再引入，以免出现严重过敏反应。

3.食物过敏的儿童添加辅食时可先加含铁米粉、蔬菜等，逐步过渡到肉类食物、鸡蛋、海产品。如果需要从氨基酸奶粉转换成深度水解蛋白奶粉时，应暂停添加新的辅食，先进行奶粉转换，转换成功未发生过敏反应，可再添加新辅食。对于非IgE介导的食物过敏的患儿应鼓励尽量尝试多种食物。

4.食物过敏儿童添加食物原则：①4～6月添加辅食。②每3~5天添加一种食物，逐渐增加摄入量。先加含铁米粉、蔬菜、酸性水果如浆果类、番茄、柑橘类等植物类食物，逐步过渡到猪/家禽肉类食物、鸡蛋、海产品等蛋白质类食物。

牛奶蛋白过敏儿童再引入的原则

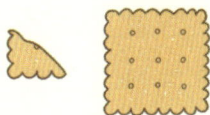

第一步
先添加少许每块牛奶蛋白<1g的饼干逐渐增加至整块饼干超过5周

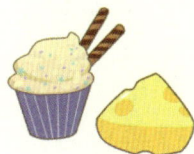

第二步
再添加其他含牛奶蛋白的烘烤产品，如饼干蛋糕、华夫饼、苏格兰饼、黄油、人造奶油调味的奶酪粉等

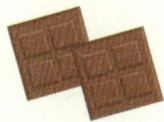

第三步
含熟奶酪或加热的全奶成分，如奶油冻、芝士酱、披萨、大米布丁、巧克力、发酵甜品酸奶等

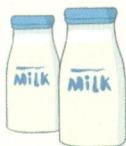

第四步
鲜奶制品

按顺序
逐步添加

如出现过敏
返回上一步

妈妈：还没吃过菠萝吧？

买个菠萝尝尝吧~

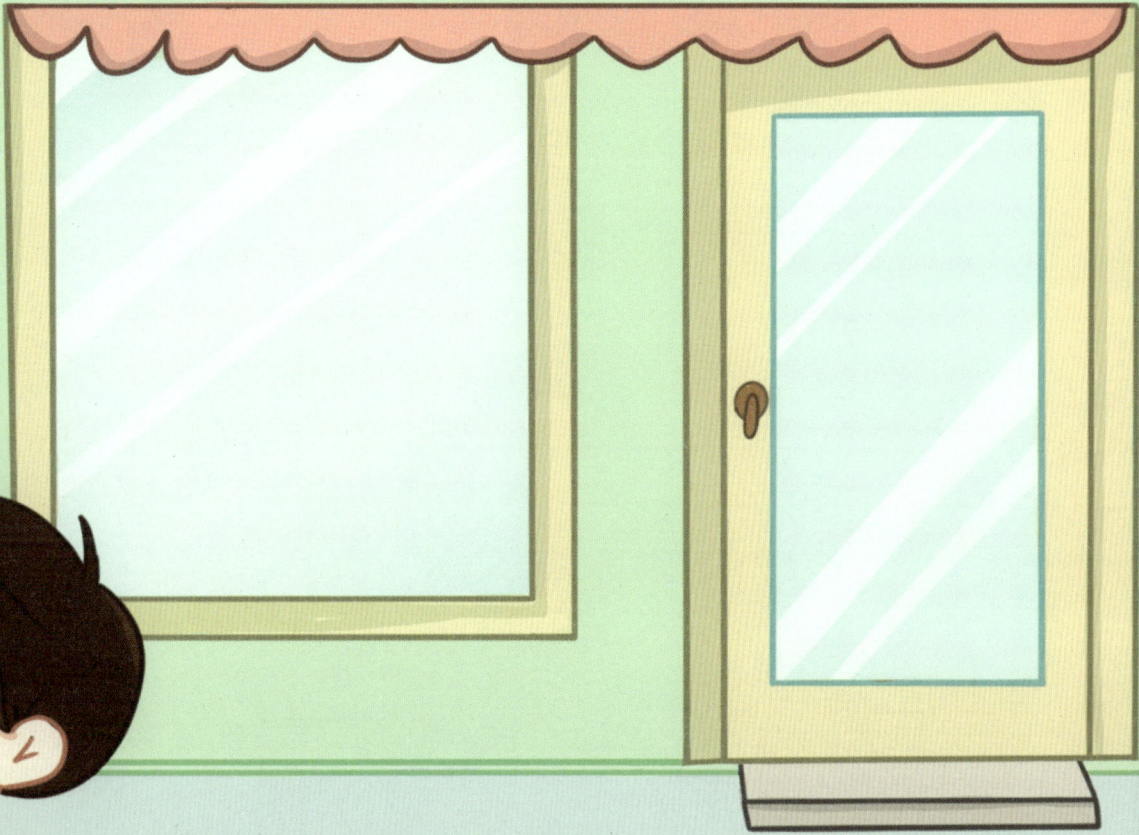
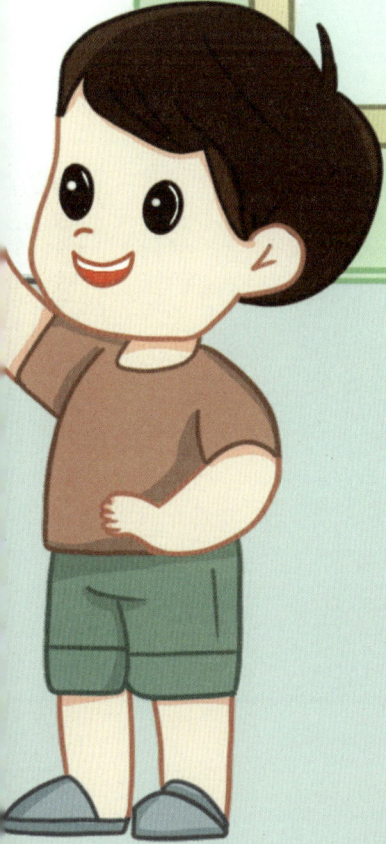

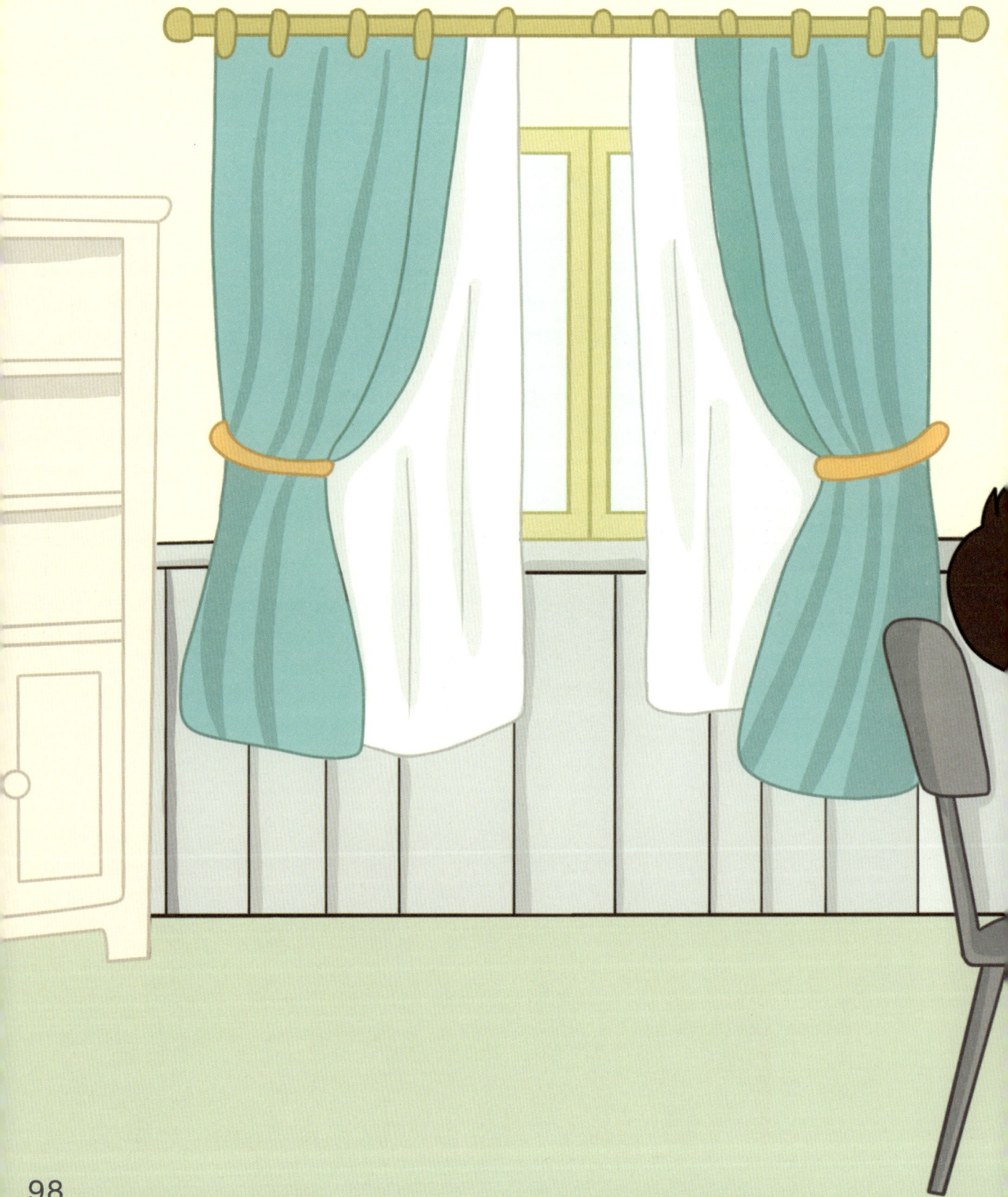

孩子：这菠萝是辣的吗？

为什么嘴巴麻麻的，喉咙痛痛的！

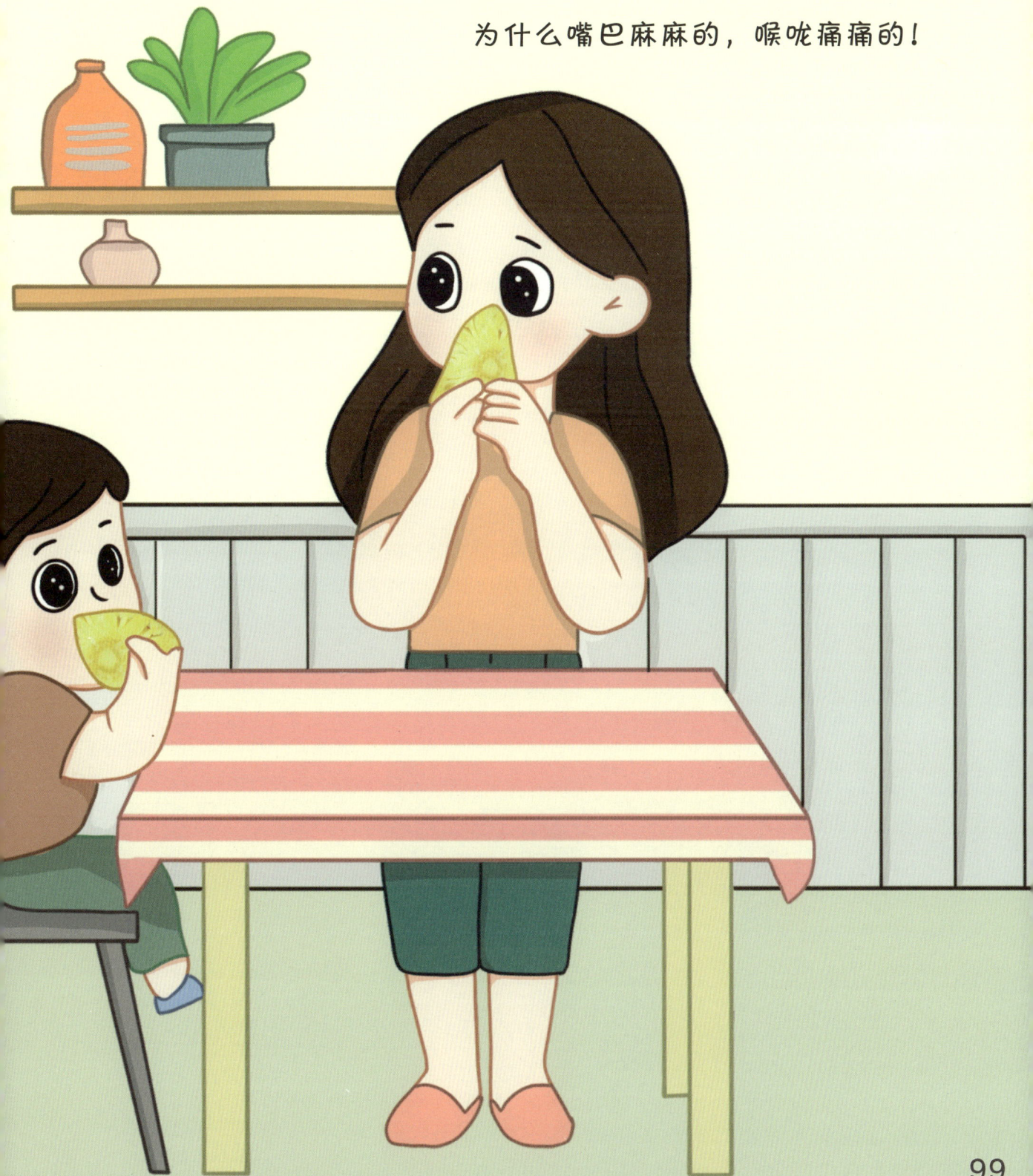

求助智能的"小兔爱萌"~

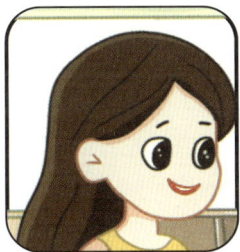

吃了菠萝以后会舌头麻、嘴唇肿是过敏了吗？

"小兔爱萌"提醒您：当您的孩子吃了某些食物后，嘴唇肿、舌头麻，那可能是过敏咯~

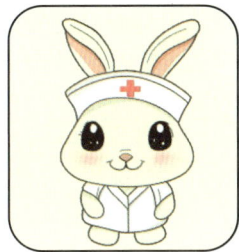

"小兔爱萌"听说过有种病叫作"口腔过敏综合征"哦。快去了解一下吧~

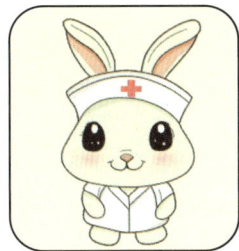

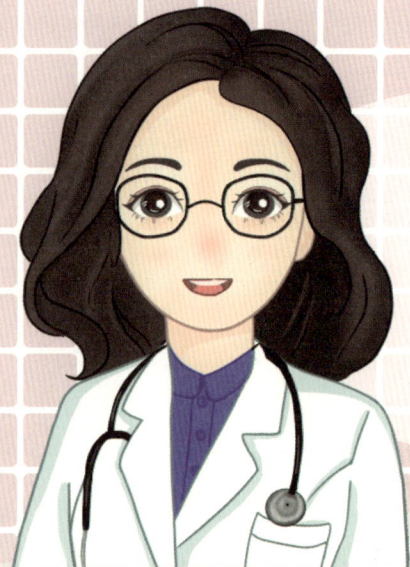

儿童口腔过敏综合征

Pediatric Allergic Asthma

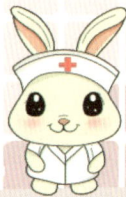

什么是儿童口腔过敏综合征

　　儿童口腔过敏综合征又称花粉–食物过敏综合征，是一种IgE介导的Ⅰ型超敏反应，花粉过敏患儿在进食含有过敏原的新鲜水果或蔬菜后，出现了口咽部的过敏症状，偶尔可伴发全身过敏症状，属于呼吸道变应原与食物变应原因结构相似产生交叉免疫反应的食物过敏特殊类型。

儿童口腔过敏综合征的诊断标准

　　多为临床诊断，若对花粉过敏尤其是蒿属、桦树花粉过敏或典型季节性花粉症患者，对摄入特定水果、蔬菜、坚果，尤其是生的食物出现口腔局部的反应，可直接临床诊断。辅助检查：皮肤点刺试验、口服食物激发试验以及食物的特异性IgE阳性。

儿童口腔过敏综合征的临床表现

　　进食过敏原几分钟或数小时后，口咽部和咽喉部出现的不适感觉，舌部麻木，舌活动不灵敏、疼痛、肿胀、痒感，上唇或下唇的肿胀等。少数患儿可同时出现全身过敏症状，症状24h内消失。

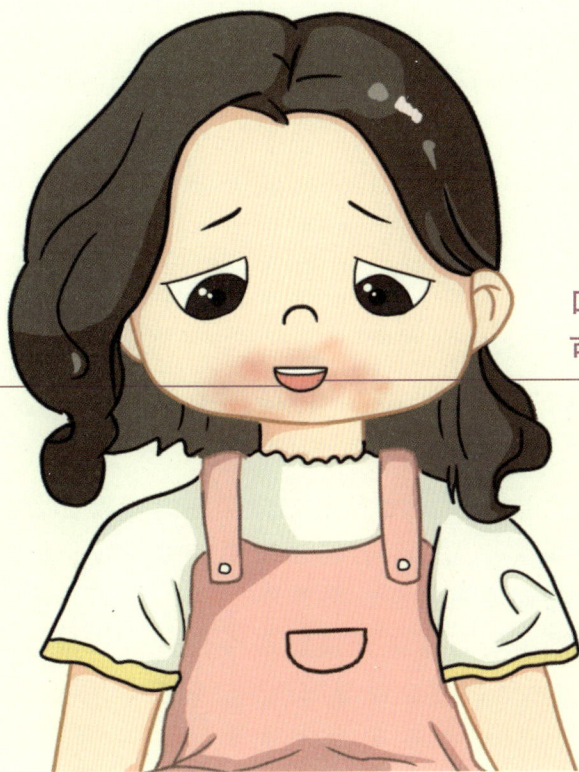

口唇肿胀

口、咽、舌瘙痒麻木感
可合并有皮疹

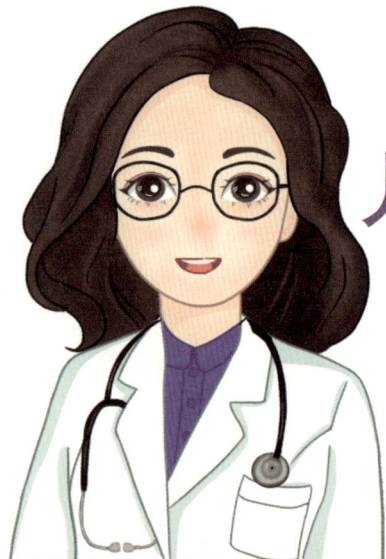

儿童口腔过敏综合征的
那些问题
Questions

○ 花粉过敏儿童为什么会对水果出现交叉过敏？

　　并不是所有花粉过敏的儿童对水果都会产生过敏的，主要过敏的原因是因为花粉所含蛋白质结构与水果中蛋白质的结构相似，产生交叉过敏反应，所以在进食含有此类过敏原水果后出现以口腔为主的过敏症状。

○ 导致儿童口腔过敏综合征的危险因素有哪些？

　　常见的危险因素有：进食生的或者未充分烹饪的食物，食物种类多见于桃、火龙果、荔枝、芹菜、大豆，容易诱发系统性反应；好发的季节和花粉季节同时；某些药物如奥美拉唑、布洛芬、对乙酰氨基酚等会增加食物过敏风险；运动、饮酒等也可增加肠道通透性，过敏原生物利用就会提高；感染、精神紧张、脱水等因素也可增加严重过敏反应风险。

○ 儿童口腔过敏综合征会不会出现严重过敏反应？

一般来说口腔过敏综合征患儿接触过敏原后出现的症状主要是口唇肿胀，舌、口腔的瘙痒、麻木感，但是近年来也有引起严重过敏反应的报告，如恶心、呕吐、腹痛消化系统症状，也可出现哮喘发作、全身性荨麻疹等，甚至是危及生命的休克等表现。

○ 儿童口腔过敏综合征发病有没有规律性？

该病多见于花粉过敏的儿童，同花粉过敏一样也会有季节性。常见于春季和秋季的花粉季节中或季节外，进食某些新鲜水果、蔬菜、坚果或调料后，可出现口腔和咽部痒、黏膜水肿等症状。但当今物流发达，反季节水果和蔬菜也经常可见，季节性可能不是特别明显。

○ 如何预防儿童口腔过敏综合征？

预防口腔过敏综合征发生的措施有：尽量回避过敏食物，尤其是未经加热的过敏食物，对于大多数食物，通过加热处理可使其蛋白质变性，改变原先的蛋白质结构体，从而降低食物的致敏性。其次，可通过延长放置时间、不吃果皮和果核的办法来回避和减低致敏性。

Questions
儿童口腔过敏综合征的那些问题

○ 儿童口腔过敏综合征常见哪些食物过敏？

对不同的花粉过敏儿童食物过敏的种类也不同，常见于以下几类：①桦树–水果–蔬菜综合征：春季桦树花粉过敏患儿常对苹果、桃、杏、李子、樱桃、梨、花生、巴旦木以及榛子等食物过敏。②蒿花粉–食物过敏综合征：蒿花粉过敏患儿常对桃、荔枝、龙眼、芒果、芹菜、胡萝卜、卷心菜、香菜、芥末、茴香、葵花籽等食物过敏。③豚草–食物综合征：对豚草花粉过敏患儿常对黄瓜、西葫芦、猕猴桃、哈密瓜、香瓜等食物过敏。

○ 儿童口腔过敏综合征能根治吗？

由于花粉过敏难以根治，随着时间的推移，引发口腔过敏综合征的植物性水果和食物的过敏原种类会越来越多，口腔过敏综合征可能会伴随终生。在吃水果和蔬菜之前预防性服用抗组胺药物，可在一定程度上避免发生，或者有计划地进行免疫疗法。

○ 唇炎和口腔过敏综合征有哪些区别？

唇炎是一种局限于唇部的炎症性疾病，原因有多种，过敏也是其中之一。口腔过敏综合征表现为口咽部和咽喉部的不适感觉，舌部麻木、舌活动不灵敏、痒感为主，持续时间短，数小时即可消失。另外，两者的治疗方法中，除了全身抗过敏治疗相同外，局部治疗用药是不一样的。

儿童口腔过敏综合征该如何治疗？

根据临床表现的不同，选择不同的治疗方法。如果症状较轻，通常不需要特殊治疗，多喝水即可自愈。如果出现口腔局部皮疹、舌头麻木、活动不佳等，可口服抗过敏药物。如果合并出现全身荨麻疹、咳喘、呕吐、腹泻等，口服抗过敏药物的同时需要对症治疗，如吸入支气管舒张剂平喘等。如果出现呼吸困难、低血压、休克等全身严重过敏反应时，应尽快就医，首选肾上腺素肌肉注射。对反复发作的难治性食物过敏，还可以运用特异性免疫治疗，包括花粉特异性免疫治疗和食物特异性免疫治疗。

儿童口腔过敏综合征做哪些检查明确过敏原？

病史溯源对过敏原的判断非常重要，大部分可以明确，如果仍找不到，可以通过以下方法明确：

1.皮肤点刺试验：在前臂皮肤上依次滴加不同过敏原，用点刺针轻轻刺入皮肤表面，观察皮肤反应。水果过敏患者建议用新鲜水果进行皮肤点刺试验。

2.食物特异性IgE检测：抽血化验，不受进食和服用药物等影响，但不能全部覆盖。

3.食物激发试验：这是目前公认的食物过敏诊断"金标准"，但对于严重过敏患儿慎用。

儿童口腔过敏综合征的护理要点

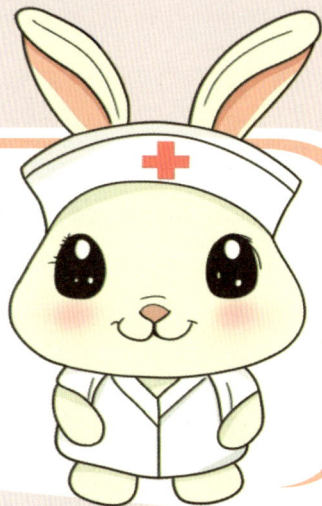

1.回避过敏食物，要注意饮食习惯，不要暴饮暴食，空腹进食或食物过多能使胃消化功能下降，未消化的食物更易过敏。

2.花粉季节除了特别关注饮食方式外，如果患儿合并其他过敏性疾病，如哮喘、特应性皮炎、过敏性鼻炎等应积极治疗，过敏疾病控制好了，口腔过敏综合征也会少发病及症状轻。

3.如果曾经发生过口腔过敏综合征中的严重过敏反应，患儿及家长应进行健康及应急培训，当出现症状时应快速识别，并启动治疗方案。

口腔过敏综合征中涉及交叉过敏反应的花粉及食物对照表

过敏花粉名称	水果	蔬菜	坚果等
桦树	猕猴桃、苹果、梨、李子、桃、杏、樱桃、香蕉、西红柿、无花果、鳄梨、草莓	芹菜、胡萝卜、土豆、西红柿、辣椒、菊苣、香菜、茴香、孜然	榛子、杏仁、核桃、花生、大豆、小麦
赤杨	苹果、樱桃、桃、梨、覆盆子、草莓	香菜、芹菜	扁豆、豌豆、杏仁、榛子、核桃
松柏	桃、柑橘、苹果、甜瓜	西红柿	
艾蒿	桃、荔枝、芒果、葡萄	胡萝卜、芹菜、卷心菜、西兰花、茴香、大蒜、香菜、孜然	葵花籽、花生
黑麦梯牧草等杂草	甜瓜、西瓜、橘子、西红柿、猕猴桃	土豆、唐莴苣	花生
墙草	桃、樱桃、甜瓜		开心果
豚草	西瓜、香蕉、甜瓜、哈密瓜、蜜瓜	西葫芦、黄瓜、南瓜、辣椒、洋蓟、木槿、洋甘菊茶	葵花籽
野茅草	西瓜、甜瓜、柑橘、无花果、猕猴桃	西红柿、土豆	花生

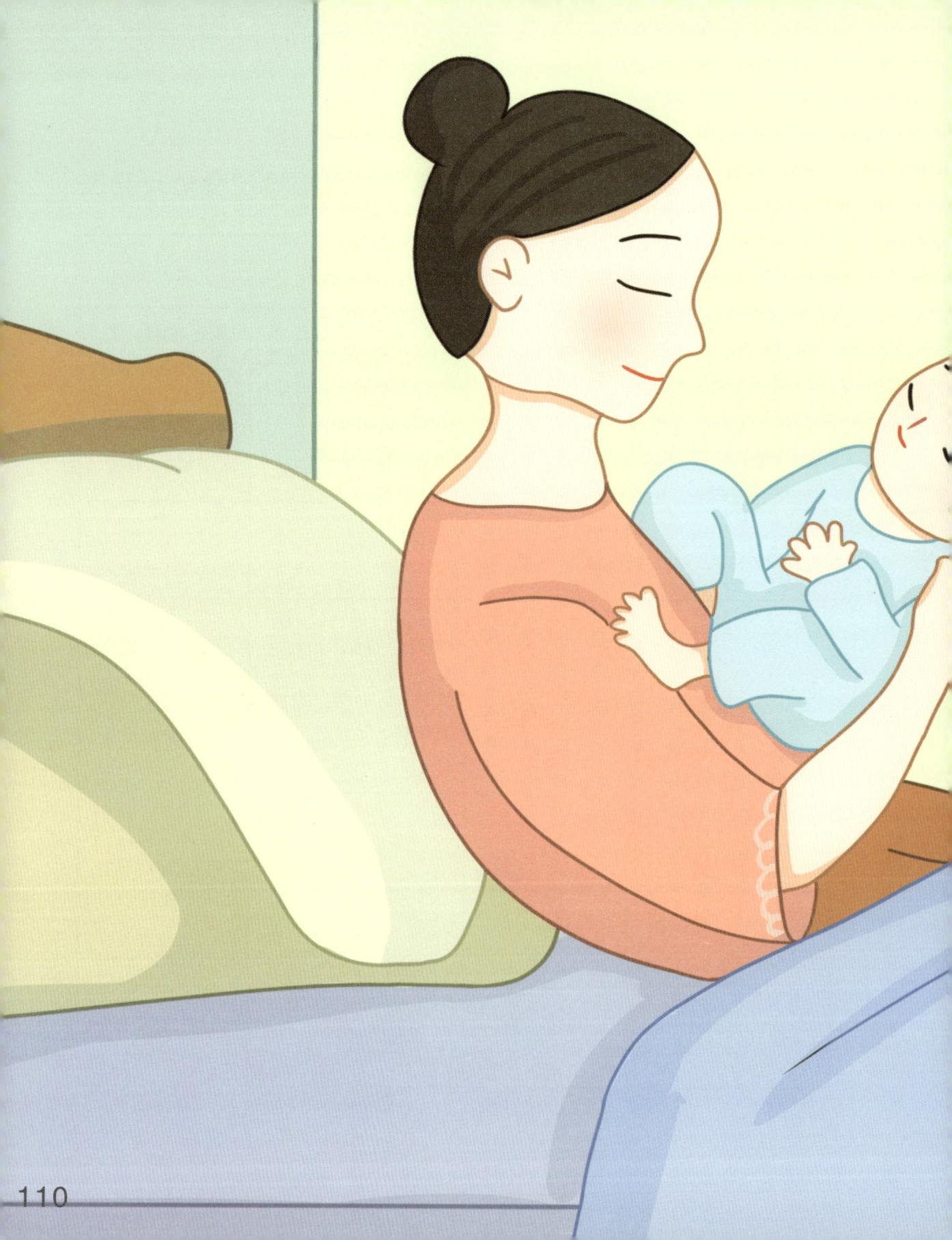

妈妈：宝宝第一次喝奶粉，会不会很喜欢呀！

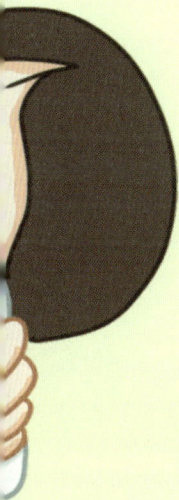

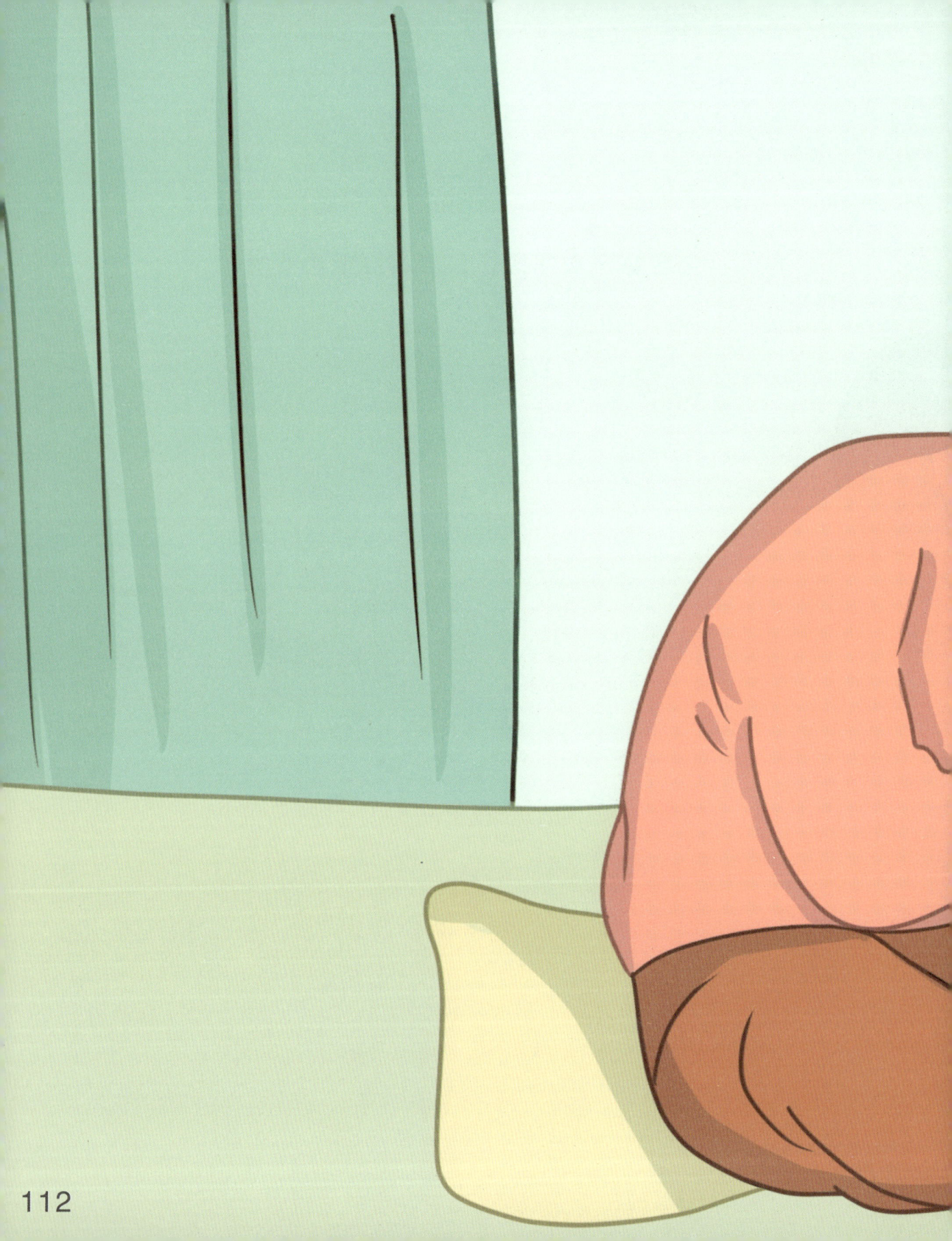

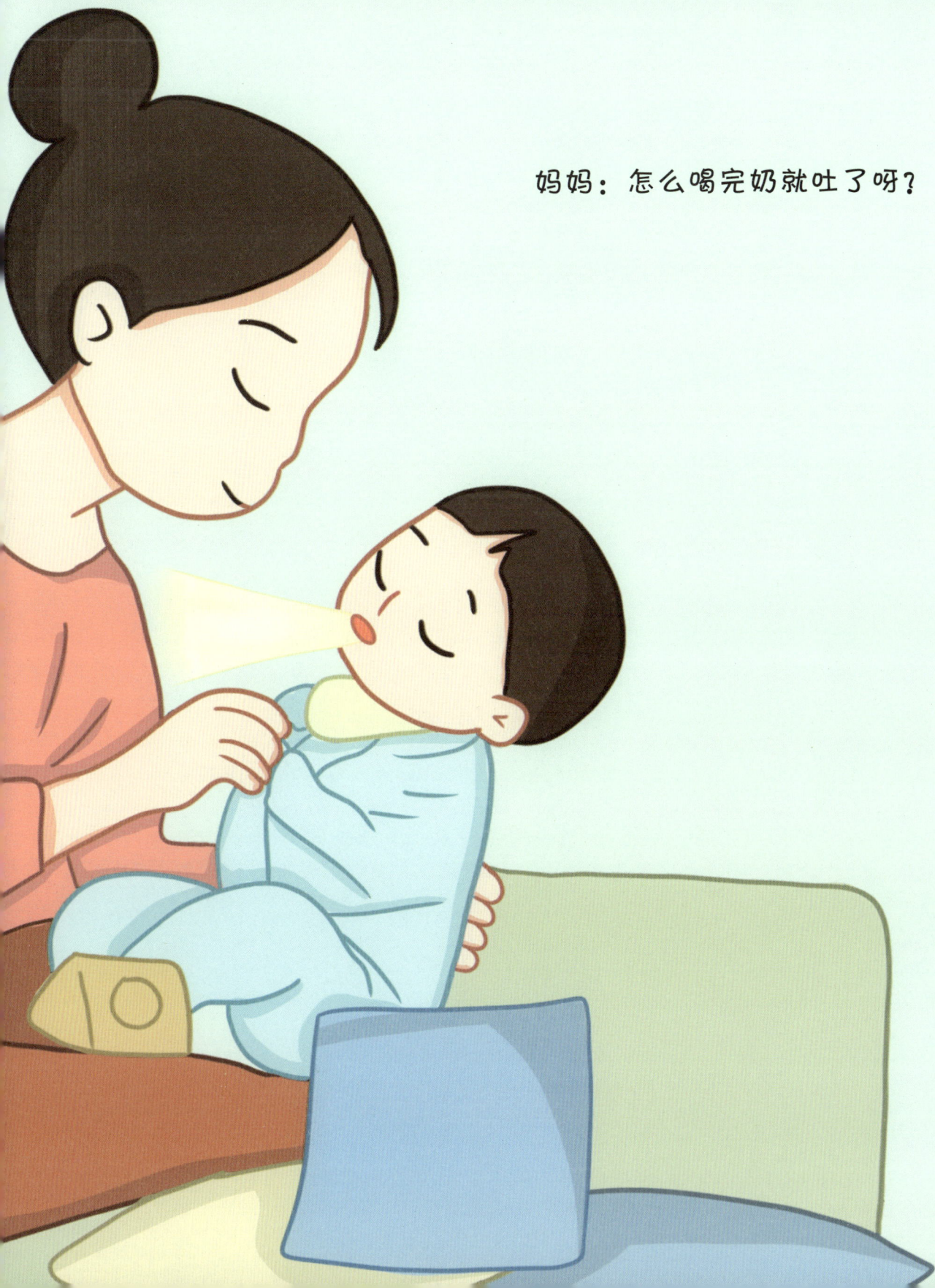

妈妈：怎么喝完奶就吐了呀？

求助智能的"小兔爱萌"~

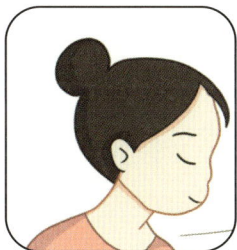

孩子喝完奶就吐？是不喜欢喝奶吗？

"小兔爱萌"提醒您：当您的孩子喝完奶就吐，那可能是您过敏咯~

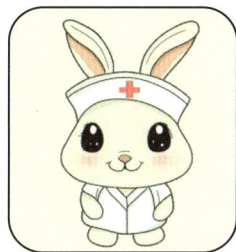

"小兔爱萌"听说过有种病叫作"食物蛋白诱导的肠病"哦。快去了解一下吧~

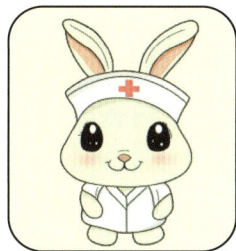

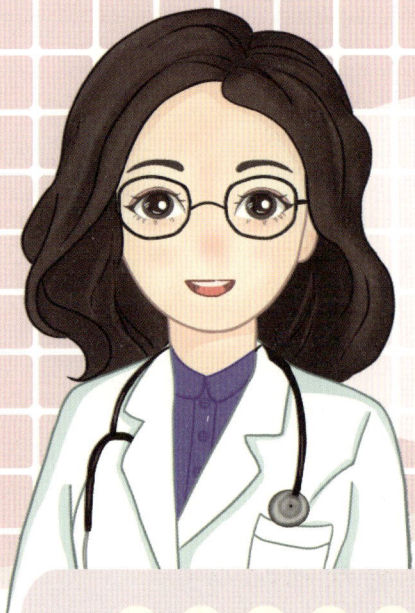

儿童食物蛋白诱导的肠病

Pediatric Allergic Asthma

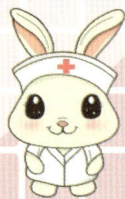

什么是儿童食物蛋白诱导的肠病

因食物蛋白诱导而引起的消化道黏膜损伤，大多数是非IgE介导的迟发型过敏反应，是以间断呕吐和肠吸收不良综合征为特征的食物过敏相关性的消化道疾病。

食物蛋白诱导的各种肠道病变分类：食物蛋白诱导的小肠结肠炎综合征、食物蛋白诱导的过敏性直肠结肠炎、食物蛋白诱导的肠病、功能性胃肠病、嗜酸性粒细胞性食管炎等。

儿童食物蛋白诱导的肠病的诊断标准

1.初次诊断时<9个月。

2.反复接触致敏性食物会引起胃肠道症状，而无其他原因，主要症状是呕吐和发育不良。

3.内镜下可见小肠绒毛扁平、萎缩、肠壁水肿等非特异性表现，小肠黏膜活检标本显示绒毛损伤、隐窝增生和炎性细胞浸润为确诊标准。

4.食物激发试验是诊断食物蛋白诱导的肠病的金标准，但不推荐常规使用此方法。

儿童食物蛋白诱导的肠病的临床表现 ● ● ● ●

摄入可疑食物数小时或数天后出现呕吐、喂养困难、拒食、腹痛、腹胀、腹泻、便秘、消化道出血、生长发育障碍等症状，持续时间长还可出现因蛋白丢失性肠病表现，如低蛋白血症、水肿。

肠镜检查可清楚地看到肠道内部病变，必要时做病理活检，也可进行微创治疗的一项诊断兼治疗方法。

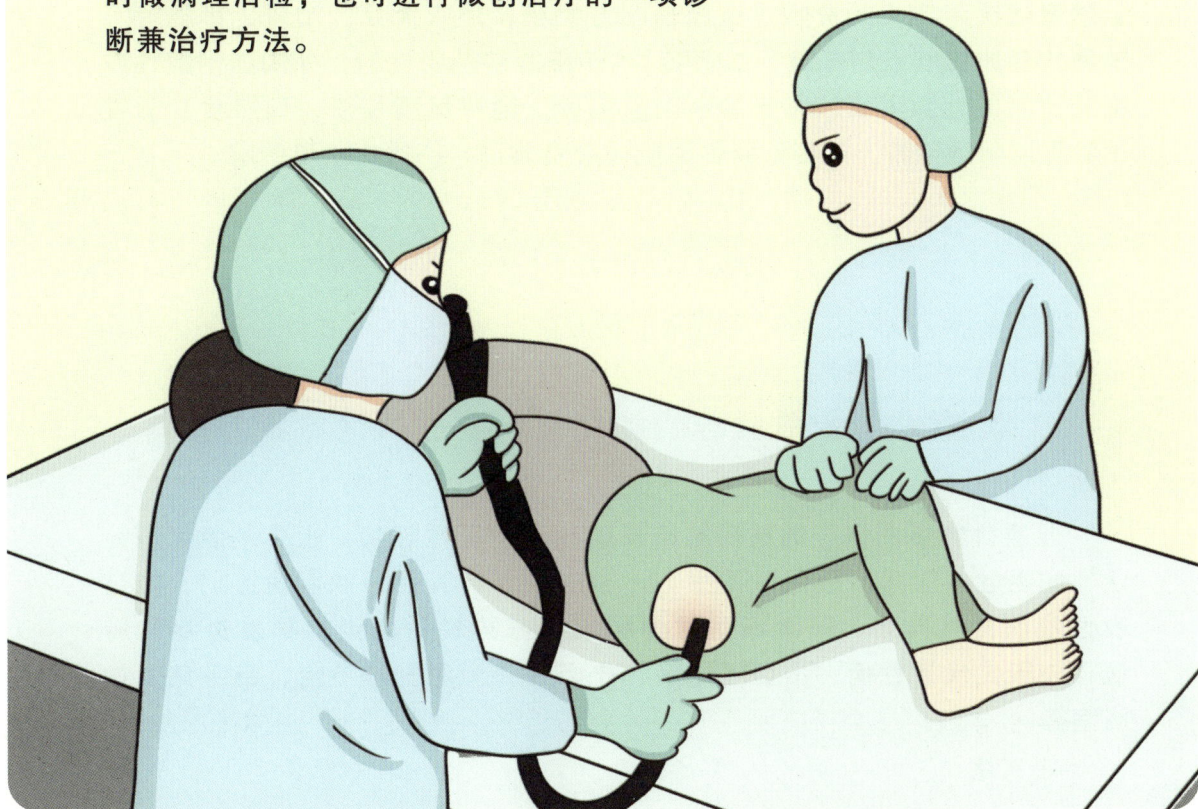

肠 镜

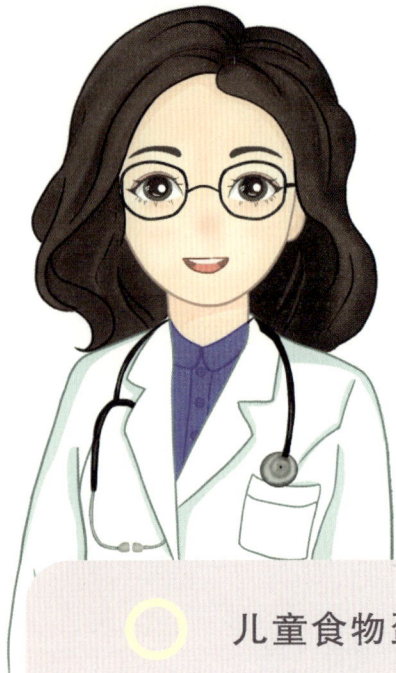

儿童食物蛋白诱导的肠病的那些问题
Questions

○ **儿童食物蛋白诱导的肠病临床特征有哪些?**

患儿多在9月龄前发病,常在出生后1~2个月出现反复腹泻、呕吐和生长发育迟缓,常见的食物过敏原是配方奶粉,还有大豆、鸡蛋、小麦等。辅助检查如皮肤点刺试验、血清特异性IgE常常是阴性的,外周血嗜酸性粒细胞比例或计数不高,临床诊断时易漏诊。通过肠镜检查、口服食物激发试验可以明确诊断,或者诊断性回避过敏食物后1~3周症状可缓解。

○ **儿童食物蛋白诱导的肠病需与哪些疾病鉴别?**

儿童食物蛋白诱导的肠病临床表现缺乏特征性症状,主要是消化道症状,如呕吐、腹痛、腹泻、便秘。诊断时需要与其他相似疾病鉴别,如过敏性疾病:乳糜泻、嗜酸细胞性胃肠炎;感染性胃肠炎;早发炎症性肠病;先天性代谢性病、I型糖尿病、先天性肾上腺发育不全、自身免疫性肠病等。

儿童食物蛋白诱导的肠病该如何治疗？

主要的治疗方法如下：规避过敏食物，从最可疑的致敏食物排查，牛奶是FPE最常见的过敏饮食，其次对大豆、鸡蛋、小麦或其他可疑食物进行消除试验。替代治疗，对牛奶蛋白或大豆的过敏者，特别是在6个月以下的婴儿中，推荐用深度水解蛋白配方奶粉或者氨基酸奶粉作为一线选择。再引入：应定期进行口服食物激发试验来确定患者是否对过敏食物产生了耐受性，可以在2~4周的回避饮食后重新引入可疑食物。

食物蛋白诱导的肠病通过哪些检查可以诊断和评估？

除了临床表现外，辅助检查对诊断和评估非常重要，包括外周血嗜酸性粒细胞比例和计数：可见嗜酸性粒细胞增多，回避过敏原后恢复正常。过敏原检测：皮肤点刺试验和血清特异性IgE抗体水平；食物激发试验。腹部超声：小肠血管密度可作为非IgE介导的消化道过敏诊断和评估；胃肠镜及组织病理检测。

如何正确解读食物血清特异性IgE的报告？

过敏原食物血清特异性IgE检测可协助了解IgE介导相关食物过敏的致敏情况，但需注意的是检测结果解读应结合患儿的病史、环境过敏原暴露、家族史等因素进行正确研判。患儿的年龄、过敏原、检测方法不同而有所差别。一般认为食物特异性IgE定量检测结果的浓度高于界值，表明极有可能过敏，但低于该界值，并不能排除过敏，仍需结合患者病史判读。

Q
uestions
儿童食物蛋白诱导的肠病的那些问题

○ 什么时候需要开展口服食物激发试验？

口服食物激发试验可能会诱导患儿出现多系统的过敏表现，甚至出现过敏性休克，开展需要掌握开展试验的风险评估。如果患儿具有典型的临床表现和体征，通过回避可疑过敏食物后临床症状得到缓解，可不开展食物激发试验。如果患儿临床表现不典型，未明确食物诱因，规避可疑过敏食物后症状仍然持续，在病情允许的前提下可开展口服食物激发试验。

○ 儿童食物蛋白诱导的肠病如何回避过敏食物？

回避可疑致敏食物是食物蛋白诱导的肠病的基础治疗，也是最重要的治疗，一般在回避过敏食物后3天～3周内缓解。儿童处于生长发育阶段，在回避最可疑的致敏食物的同时要注意非必要的饮食限制。牛奶是食物蛋白诱导的肠病最常见的过敏原，如果回避牛奶仍不能缓解症状，然后再尝试对常见其他食物如大豆、鸡蛋、小麦或其他可疑食物进行排他性试验。

配方奶粉喂养的婴儿如何选择替代食品？

6个月以下的食物蛋白诱导的肠病婴儿，如果牛奶蛋白或大豆的过敏推荐使用深度水解蛋白配方奶粉作为首选替代食品，大多数治疗有效；对于有生长迟滞者或深度水解蛋白配方奶粉疗效不佳，可选用氨基酸配方奶粉，喂养不少于6个月或者喂养至患儿9～12月龄。对于单纯牛奶蛋白过敏而大豆耐受者，大豆的配方奶可作为替代食品。6个月以上食物蛋白诱导的肠病婴儿，且不伴有生长迟滞的婴儿可选择基于大豆的配方奶作为替代，不应选择部分水解配方奶作为替代，因为部分水解配方奶仍有残留过敏原。

儿童食物蛋白诱导的肠病预后如何？

食物蛋白诱导的肠病通常是暂时的，预后较好，一般来说 2～3 年症状可缓解。但在某些情况下食物蛋白诱导的肠病可能会持续到儿童后期，甚至可能影响生长发育。

儿童食物蛋白诱导的肠病的护理要点

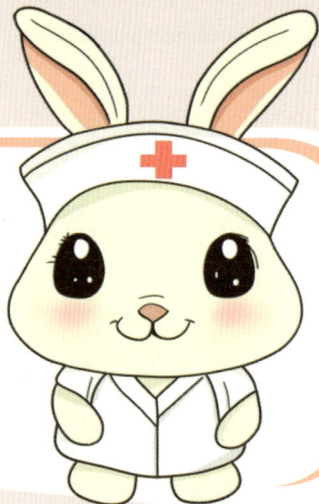

1.膳食回避时间原则上3~6个月，年龄越小回避的时间应适当越长，一般需要回避至9~12月龄。食物回避期间应进行营养咨询，避免不必要的食物限制导致的营养缺乏，对于非IgE介导的食物过敏患儿鼓励尽量尝试多种食物。

2.过敏性疾病通过药物治疗后，可以益生菌作为全身辅助治疗，能明显缓解湿疹症状降低湿疹评分，提高临床疗效和降低复发率。但母亲在妊娠后期和哺乳期、婴儿在出生以后使用益生菌对牛奶蛋白过敏儿童的预防目前没有循证依据。

3.食物蛋白诱导的肠病有腹泻症状可以使用肠道黏膜保护剂，如蒙脱石散，需要掌握正确的使用方法。蒙脱石散是一种八面体结构，可达到保护胃肠黏膜，收敛和止泻的作用。将蒙脱石散1包均匀分散在50mL左右温水中，形成混悬液，服用时要注意搅拌均匀后及时服用。

蒙脱石散使用注意事项

1

应空腹服用，清晨或饭后2小时服药为最佳时间，服药后至少2小时内不宜吃东西。

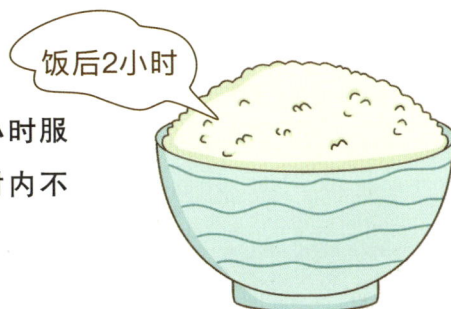

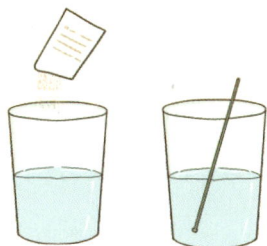

饭后2小时

2

蒙脱石散不溶于水，配置成混悬液，搅匀后服用。最好使用杯子，边搅边服，服完药物后，可用少许温水清洗口腔。

注意：蒙脱石散吸附能力较强，本品应单独服用。如联合服用其他药物，如抗菌药、微生态制剂等时，须与其间隔1～2小时。过量服用蒙脱石散易致便秘。

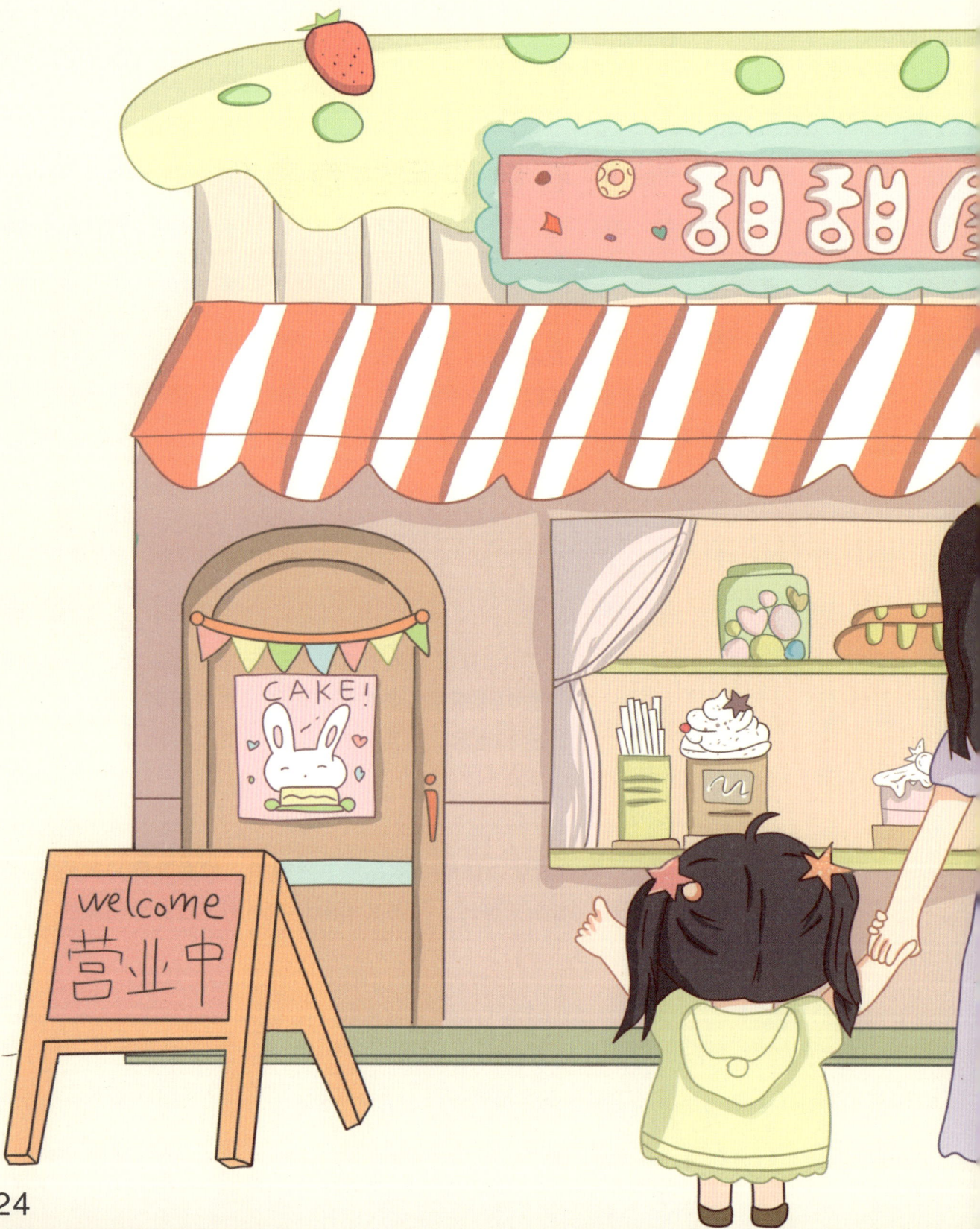

CAKE!

welcome
营业中

甜甜

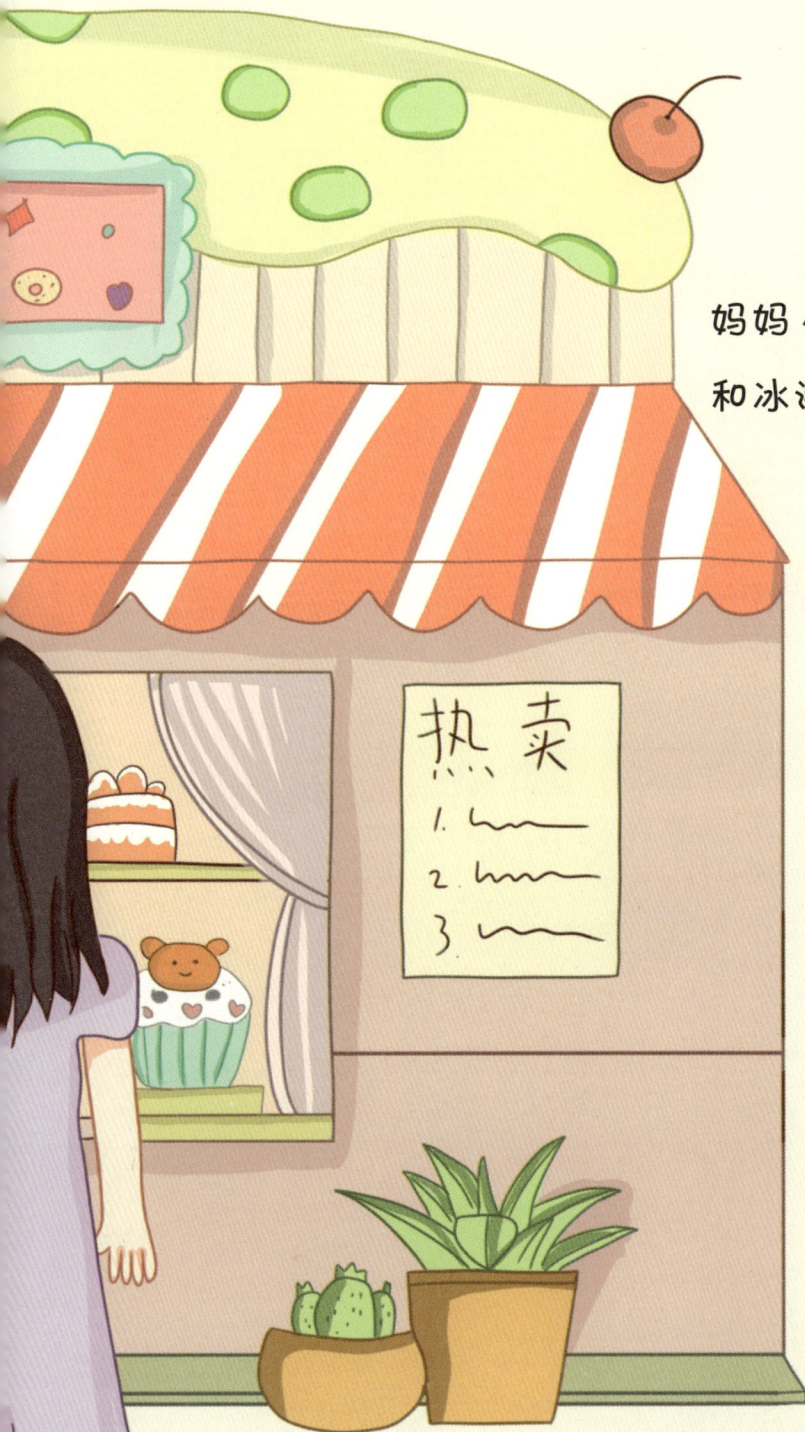

妈妈～为什么从来都不给我吃蛋糕和冰激凌呀？别的小朋友都吃过！

热卖

1.
2.
3.

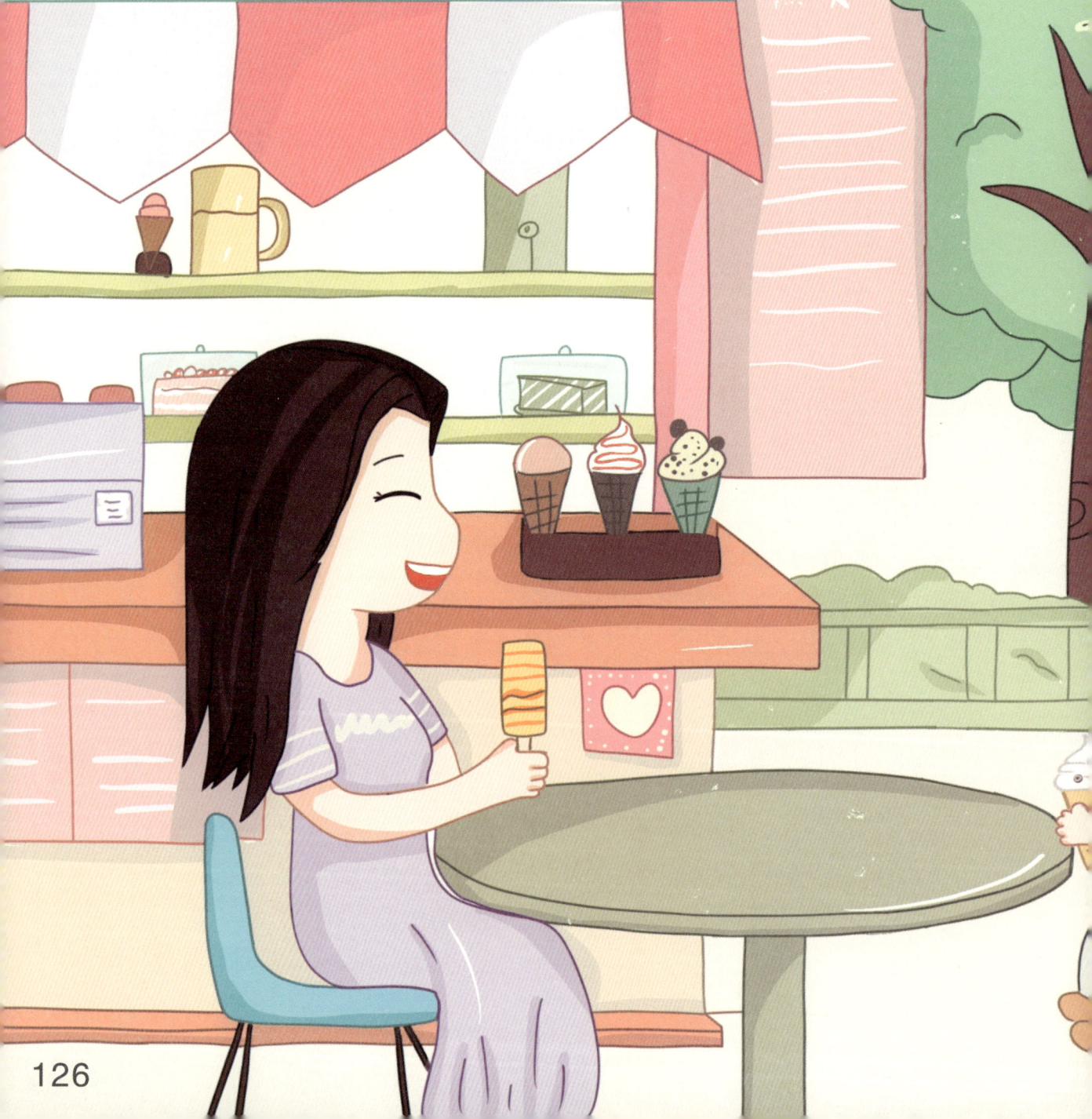

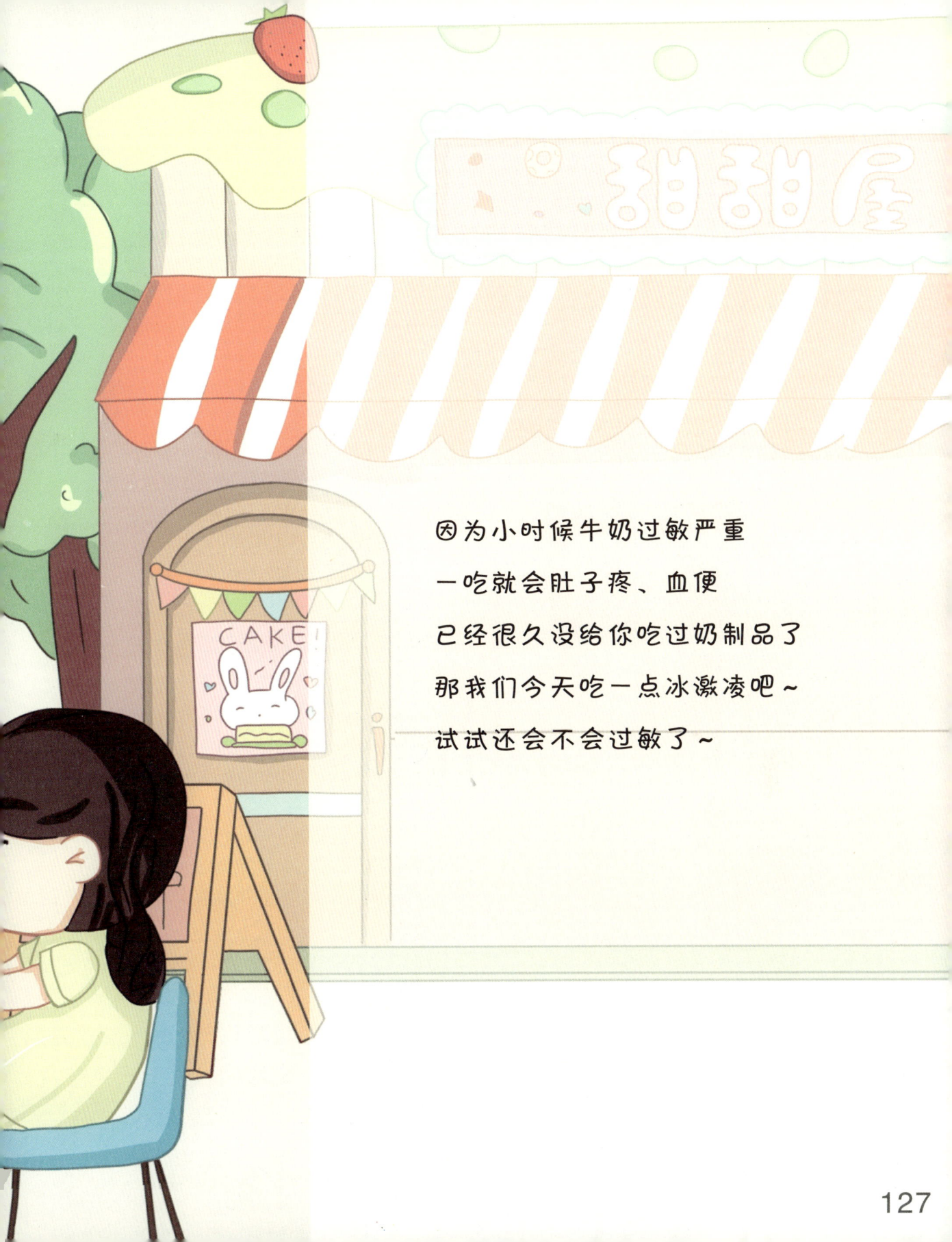

因为小时候牛奶过敏严重
一吃就会肚子疼、血便
已经很久没给你吃过奶制品了
那我们今天吃一点冰激凌吧~
试试还会不会过敏了~

求助智能的"小兔爱萌"~

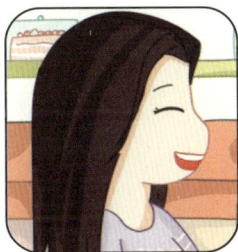

小时候有严重的牛奶蛋白过敏，长大后，吃点冰激凌没关系吧？

"小兔爱萌"提醒您：当您的孩子小时候有严重的牛奶过敏，还是不轻易尝试，以免发生胃肠过敏反应。

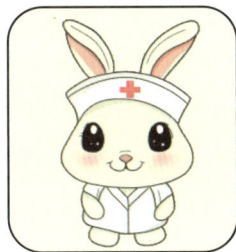

"小兔爱萌"听说过有种病是因为食物过敏引起的，叫作"嗜酸细胞性胃肠炎"哦。快去了解一下吧~

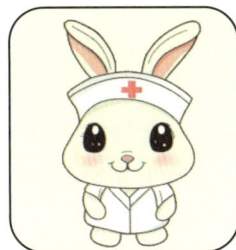

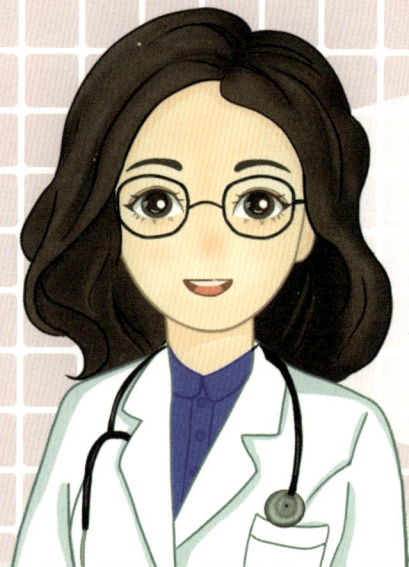

儿童嗜酸细胞性胃肠炎

Pediatric Allergic Asthma

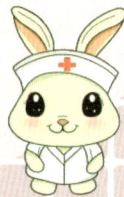

什么是儿童嗜酸细胞性胃肠炎

嗜酸细胞性胃肠炎是指反复或持续存在胃肠道症状，如腹痛、腹泻、便血等，伴有胃肠道黏膜内嗜酸性粒细胞病理性升高的一组疾病。

嗜酸细胞性胃肠炎的分类：嗜酸细胞性食管炎、嗜酸细胞性胃炎、嗜酸细胞性肠炎、嗜酸细胞性胃肠炎、嗜酸细胞性结肠炎。

根据严重程度分为：轻度、中度、重度。

儿童嗜酸细胞性胃肠炎的诊断标准

1. 进食过敏食物后出现胃肠道症状，如腹痛、腹胀、腹泻或呕吐等；
2. 外周血检提示嗜酸性粒细胞增多；
3. 组织活检病理显示消化道黏膜内有嗜酸性粒细胞增多或浸润；
4. 排除其他疾病。

儿童嗜酸细胞性胃肠炎的临床表现

　　临床表现可因病变累及的部位、病理、范围和程度而有所差异。腹痛是最常见的临床症状，但腹痛的部位、性质及规律性和其他腹痛疾病相比特异性不强，可同时伴有腹胀、腹泻、恶心、呕吐、消化道出血、肠梗阻、腹膜炎、胃肠穿孔、腹水及生长发育迟缓等表现。

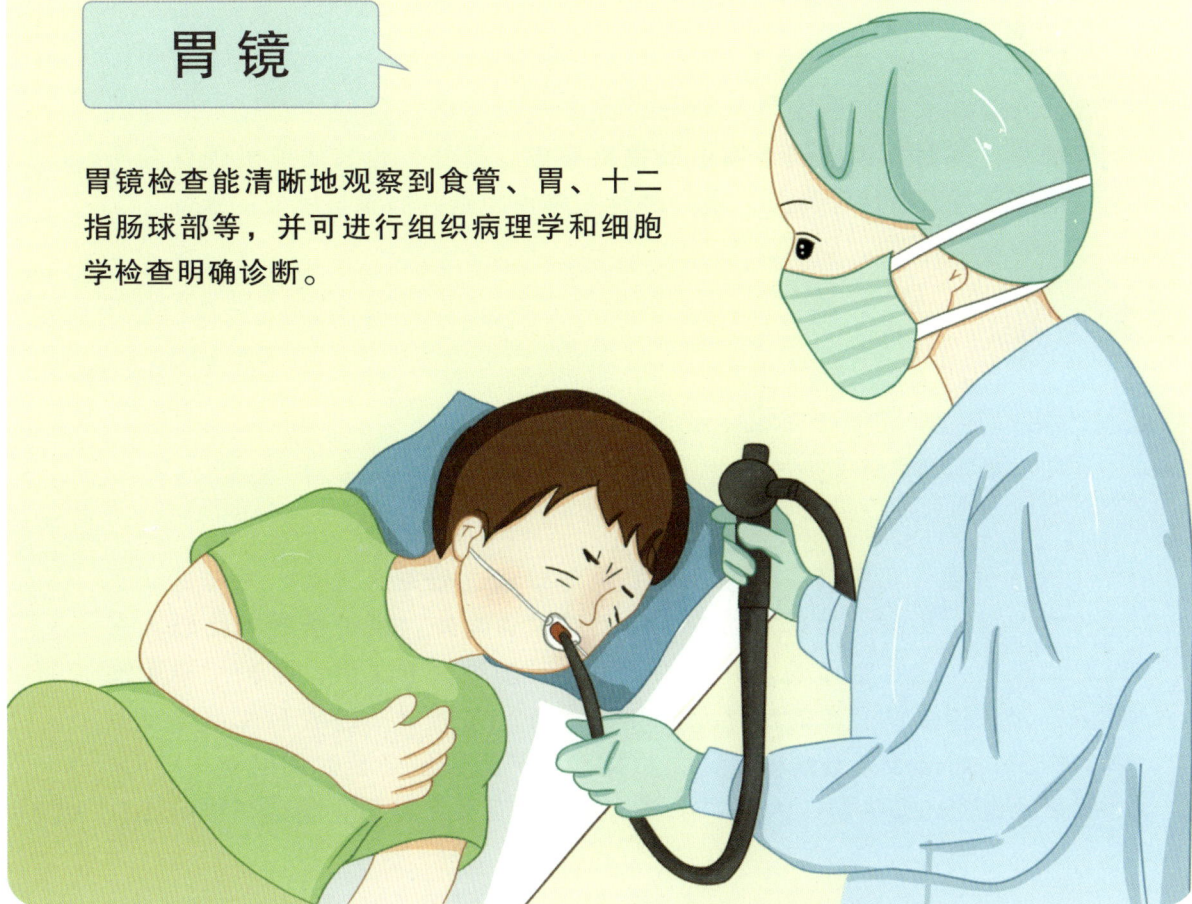

胃镜

胃镜检查能清晰地观察到食管、胃、十二指肠球部等，并可进行组织病理学和细胞学检查明确诊断。

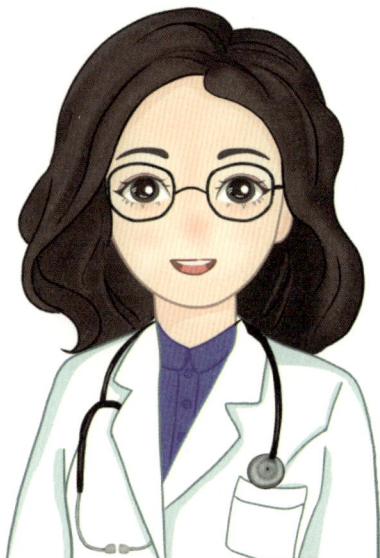

儿童嗜酸细胞性胃肠炎的那些问题

Questions

儿童嗜酸细胞性胃肠炎由哪些原因引起的?

引起儿童嗜酸细胞性胃肠炎的原因与食物过敏有密切关联,研究发现近半数的儿童本人患有过敏性疾病史,如支气管哮喘、过敏性鼻炎、湿疹或荨麻疹等,同时家族成员也有过敏性疾病史。另外,也有研究发现可能与免疫功能及基因遗传等有关,是一种存在多种因素共同参与所致的疾病。

膳食疗法对儿童嗜酸细胞性胃肠炎的治疗重要吗?

非常重要,儿童嗜酸细胞性胃肠炎与食物过敏关系密切,尤其是处于生长发育期的儿童。饮食方面除了回避过敏食物外,膳食管理相比成人来说更为重要,疗效也比成人好。如果患儿对多种食物过敏,可采用要素饮食法,为人体提供必需的热能及营养的食物,如奶蛋白过敏患儿可选择氨基酸奶粉。如未检测出过敏食物,根据疾病严重程度必要时回避常见的8大类易过敏食物,如牛奶、大豆、小麦、鸡蛋、花生、坚果、鱼或贝类等。

儿童嗜酸细胞性胃肠炎需外科手术吗？

一般来说，儿童嗜酸细胞性胃肠炎以内科治疗为主，但如果内科治疗效果不佳，出现肠穿孔、肠套叠、肠梗阻等并发症，这些并发症需要进行外科手术干预治疗，否则会出现生命危险。因为嗜酸细胞性胃肠炎病灶累及范围比较广泛，累及胃肠道黏膜的多个部位，手术不能完全切除病灶，所以出现并发症进行手术缓解后，仍然需要内科治疗和膳食管理。

儿童嗜酸细胞性胃肠炎为什么容易被误诊？

儿童嗜酸细胞性胃肠炎是一种相对少见的慢性胃肠道疾病，临床表现不典型，胃肠镜检查下的黏膜表现也没有特异性，诊断需要依靠胃肠黏膜活检组织的病理学改变，结合患儿的临床症状、实验室检查、影像学等依据进行过综合评估才能明确。儿童因为年龄小、配合度差、胃肠镜操作难度大，给临床确诊带来了困难，容易出现误诊和漏诊。

儿童嗜酸细胞性胃肠炎会有哪些严重并发症？

儿童嗜酸细胞性胃肠炎一般内科治疗，预后均良好，但如果过敏食物回避不严格、口服药物依从性不好或者服用糖皮质激素后机体出现依赖或者不敏感的情况，胃肠黏膜炎症加重，可出现很多严重并发症，如肠腔狭窄、肠穿孔、肠梗阻、消化道出血等。

Q uestions
儿童嗜酸细胞性胃肠炎的那些问题

什么是经验性排除饮食？

　　儿童嗜酸细胞性胃肠炎与食物过敏有密切关联，饮食疗法可作为本病的初始治疗方法，经验性排除饮食是饮食治疗方法中最常见和最有效的选择。可进行6种食物消除饮食法，包括牛奶、小麦、鸡蛋、大豆、海鲜和坚果，回避后观察腹痛、腹胀等胃肠道症状的缓解情况，这种经验性排除饮食法可避免不必要的饮食限制，同时也有利于食物的重新引入。

嗜酸细胞性胃肠炎可以预防吗？

　　由于嗜酸细胞性胃肠炎的病因和发病机制尚未完全明确，故没有特效的方法可以预防嗜酸细胞性胃肠炎。少部分的儿童通过过敏食物的回避，使症状完全缓解，避免再次摄入该种食物达到预防嗜酸细胞性胃肠炎的目的，但需要评估该食物的营养价值和可替代性。

儿童嗜酸细胞性胃肠炎能治愈吗？

　　嗜酸细胞性胃肠炎与免疫系统异常有关，目前的治疗方法包含饮食疗法和药物治疗为主，随着儿童免疫系统的不断成熟，积极治疗后均能有效控制症状，提高生活质量。定期营养评估，保证能量和营养素的摄入，可不影响儿童的生长发育，虽然难以完全治愈，但可以达到临床治愈。

○ 儿童嗜酸细胞性胃肠炎的治疗方案哪些？

目前暂时没有统一的治疗方案，都是经验性治疗。根据患儿的临床表现选择个体化的治疗方案。轻症的患儿首选饮食疗法；中-重症患儿应同时进行积极的药物治疗，首选糖皮质激素、质子泵抑制剂、抗过敏药物，如孟鲁斯特等联合治疗。如果出现严重并发症，必要时外科手术干预治疗。儿童嗜酸细胞性胃肠炎属于一种慢性炎症性疾病，需要定期病情评估和修正诊疗方案。

○ 患儿童嗜酸细胞性胃肠炎成年后会患胃肠道肿瘤吗？

儿童嗜酸细胞性胃肠炎积极治疗后一般预后较良好，但容易反复发作，影响患儿的生长发育以及学习生活，目前尚无胃肠肿瘤相关病例报道，死亡病例更是罕见。但儿童患病期间需要重视饮食管理，能量和微量元素的补充，监测生长发育曲线，定期复查胃、肠镜及长期随访。

儿童嗜酸细胞性胃肠炎的护理要点

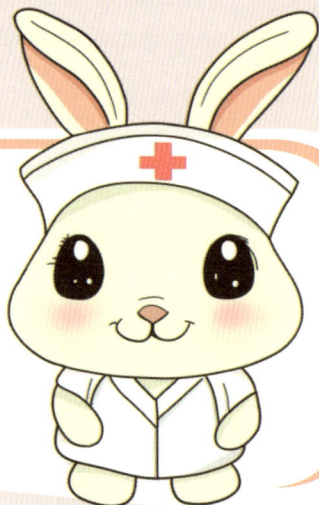

1.儿童嗜酸细胞性胃肠炎已经明确或可疑的过敏食物应回避3～6月。没有食物和药物过敏史的患儿可采取序贯法逐个排除可能引起致敏的食物，如牛奶、蛋类、肉类、海鲜、坚果等逐个添加后观察。如果出现腹泻、腹痛症状应给予低脂、高维生素、高热量、少纤维的食物，既要保证儿童生长发育能量，又要满足肠道炎症状况，食物易消化，少量多餐进食。

2.定期监测生长发育曲线图，测量身高、体重、腹围，观察大便的次数、颜色形状及量的变化。当出现腹痛或者大便异常时，尤其是剧烈腹痛时应禁食，及时医院就诊，以防出现并发症。治疗中如使用糖皮质激素，可出现免疫力低下，肥胖、多毛、高血压等现象，特别做好预防感染的措施。

3.部分儿童嗜酸细胞性胃肠炎会使用孟鲁斯特钠口服制剂抗过敏，使用时注意事项：孟鲁司特钠的稳定性差，有效成分见光易被分解，打开包装后应及时服用。对于颗粒剂，可直接送入口中服用，也可与牛奶或果酱混合使用，不能用白开水溶解，但服药后可以饮水。打开袋后应15分钟内马上服用全部的剂量，不能贮存至下次服用。孟鲁司特钠致精神神经系统不良反应报道，当服药后出现心情烦躁、兴奋、入睡困难、抽搐、攻击行为、抑郁症状等异常症状应停用，停药后上述症状会自然消失。

孟鲁司特钠颗粒的正确使用

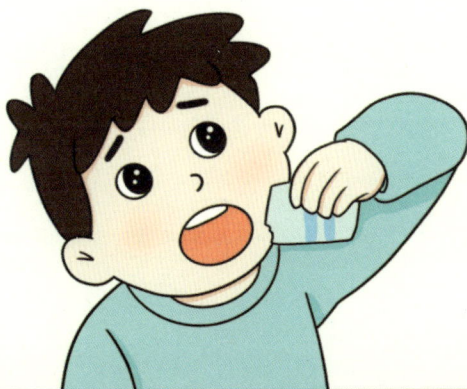

直接倒嘴巴里

本品可直接服用

与一勺室温或冷的软性食物（如草莓酱）混合服用，或溶解于一茶匙室温或冷的婴儿配方奶粉或母乳服用

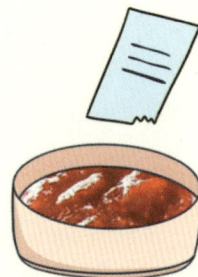

重点：在服用时才能打开包装袋。打开包装袋以后应立即服用全部的剂量（15分钟内）。与食物、婴儿配方奶粉或母乳混合后的本品不能再贮存至下次继续服用。本品不应溶解于除婴儿配方奶粉或母乳外的其他液体中服用。

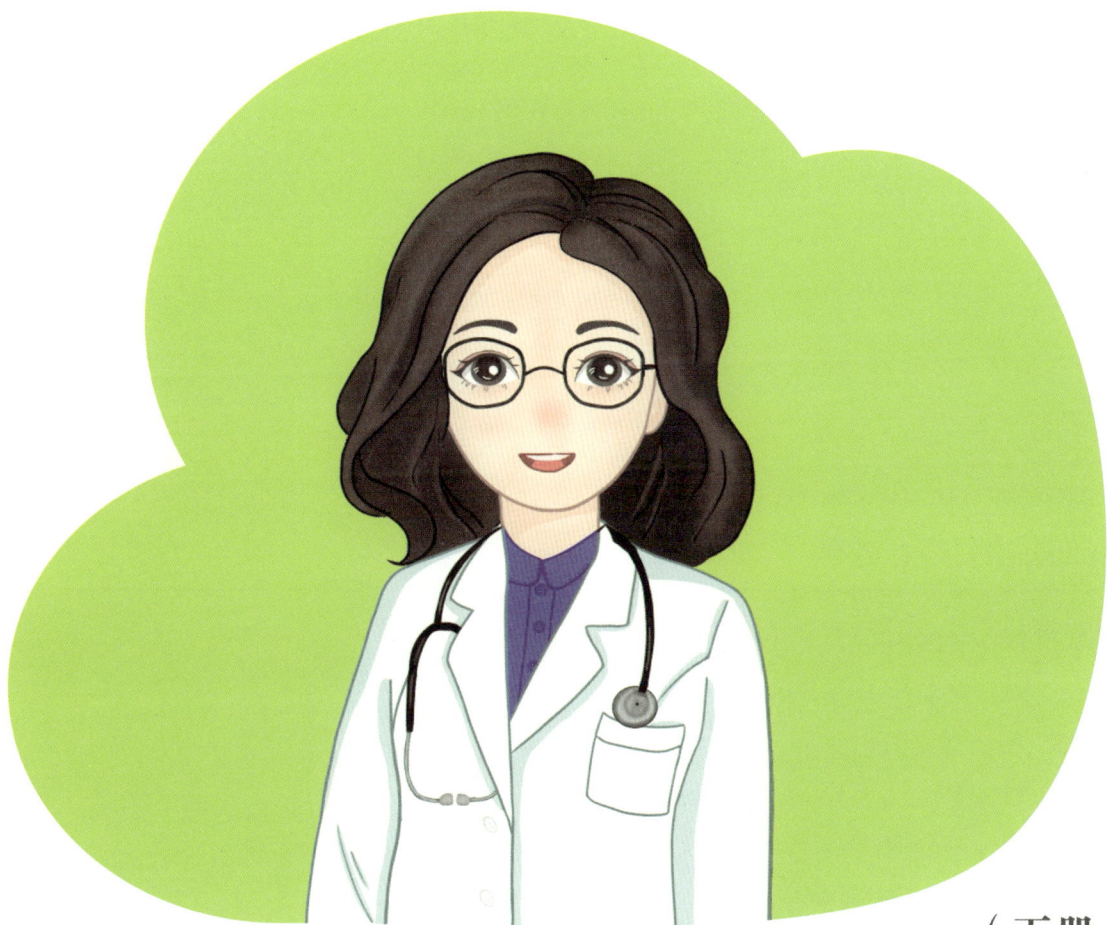

（下册）

假如你的孩子过敏了

编著　　滕燕

中国海洋大学出版社
CHINA OCEAN UNIVERSITY PRESS

·青岛·

图书在版编目（CIP）数据

假如你的孩子过敏了 / 滕燕编著. -- 青岛 ： 中国
海洋大学出版社，2025. 1. -- ISBN 978-7-5670-4099-1

Ⅰ. R725.9

中国国家版本馆CIP数据核字第2025Y6U836号

JIARU NI DE HAIZI GUOMIN LE（XIACE）

假如你的孩子过敏了（下册）

出版发行	中国海洋大学出版社	
社　　址	青岛市香港东路 23 号	**邮政编码** 266071
出 版 人	刘文菁	
网　　址	http://pub.ouc.edu.cn	
责任编辑	矫恒鹏	**电　　话** 0532-85902349
电子信箱	2586345806@qq.com	
设计排版	太仓简艺广告传媒有限公司	
印　　制	青岛海蓝印刷有限责任公司	
版　　次	2025 年 1 月第 1 版	
印　　次	2025 年 1 月第 1 次印刷	
成品尺寸	190 mm × 240 mm	
印　　张	8	
字　　数	114 千	
印　　数	1～1000	
定　　价	89.00 元(上下册)	
订购电话	0532-82032573（传真）	

发现印装质量问题，请致电0532-88786655，由印刷厂负责调换。

序 言

在这个五彩斑斓的世界里，每一个孩子都是一颗闪闪发光的星星，他们有着无限的潜力和可能性。然而，有些孩子却面临着过敏性疾病的困扰，让他们的生活变得有些许不一样。

儿童过敏性疾病，就像一只调皮捣蛋的小精灵，时不时会跳出来捣乱，让孩子们感到困扰和不适。有的孩子对花粉过敏，打喷嚏不停；有的孩子对食物过敏，不能随便吃零食；有的孩子对宠物过敏，不能和小猫小狗亲密接触……这些过敏反应就像是一场"捉迷藏"游戏，需要家长们更加用心地呵护这些特殊的小朋友。

本书就是为了帮助家长更好地了解和管理儿童过敏性疾病而写的。书中用生动有趣的语言和形象的插图，帮助家长学习如何预防过敏反应的发生，有效应对孩子的过敏症状。其实过敏并不可怕，只要我们掌握了正确的方法，就能帮助孩子们轻松克服过敏的困扰，确保他们健康成长！

——— 李 黎

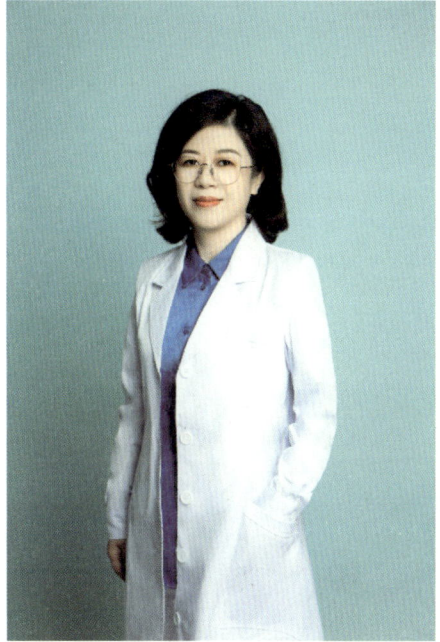

TENG YAN

滕 燕 编著

中国科普作家协会会员
中国医师协会健康传播专委会成员
中国中医药教育协会科普专委会委员
中国医药教育协会新生儿科专委会会员
中国健康促进与教育协会华东健教委员
江苏省妇幼保健协会变态反应专委会委员
苏州市医学会儿科学分会常务委员
苏州市中西医结合学会儿科专委会常务委员

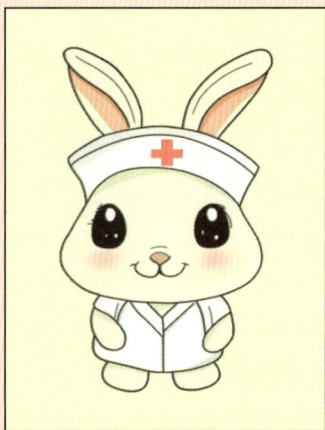

我是一个"机器人医生"，我叫"小兔爱萌"
我是个女生哦，至于年龄那就是秘密啦
我没什么特点，非要说的话那就是我很唠叨
接下来，就由我陪伴大家来翻阅此书吧～

小过敏大烦恼。远离困扰，就学会与它相处。

———— 施琳玲

About
关于儿童过敏性疾病

世界卫生组织（WHO）指出，过敏性疾病已成为世界第六大疾病。有统计，过敏性疾病影响了近40%的人群，给生活和学习带来很多困扰和焦虑，成为21世纪重点研究和防治的疾病。

儿童过敏性疾病又称变态反应性疾病，是人体日常接触的物质对过敏体质的人群产生了过度敏感性反应，而导致的疾病。

过敏性疾病从孩子出生的那一刻起即可以起病，伴随着儿童生长发育的全过程，近年来发病率呈快速暴增趋势，有的患儿共患有多种过敏性疾病。

过敏性疾病可以发生在身体的任何部位，常见的部位是皮肤、呼吸道、消化道及其他脏器等。

当前大众对儿童过敏性疾病的认知度不够，在疾病诊治、喂养、睡眠等方面存在很多的误区。只有充分的认识疾病，树立防治的健康理念，重视全病程管理，才能帮助每一个过敏孩子和家庭享受美好的生活。

常见过敏症状

眼睛
眼睛痒、红眼、眼睑肿、畏光

鼻
鼻塞、鼻痒、喷嚏、流涕

呼吸道
声嘶、咳嗽、气喘、胸闷

消化道
呕吐、腹胀、腹痛、腹泻、血便

皮肤
皮疹、风团、渗出

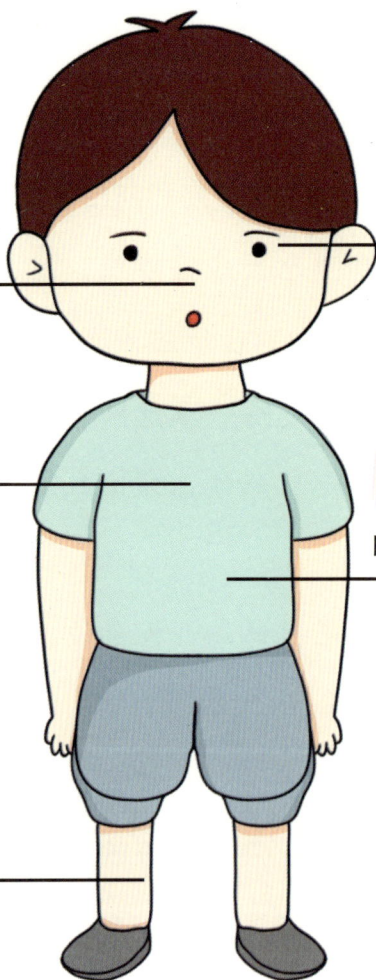

儿童过敏性疾病是一个动态发展的过程，随着年龄的增长，过敏性疾病的临床表现也会发生阶段性的变化，这就是儿童过敏的自然进程。

新生儿期因过敏可出现皮肤湿疹，婴幼儿期食物过敏是主要的过敏性疾病。随着年龄的增大，活动范围扩大，消化系统和自身免疫系统的发育成熟，3岁以后的过敏原由原先的牛奶、鸡蛋为主的食入性过敏原逐渐转变为吸入性过敏原，如尘螨，花粉，霉菌等。

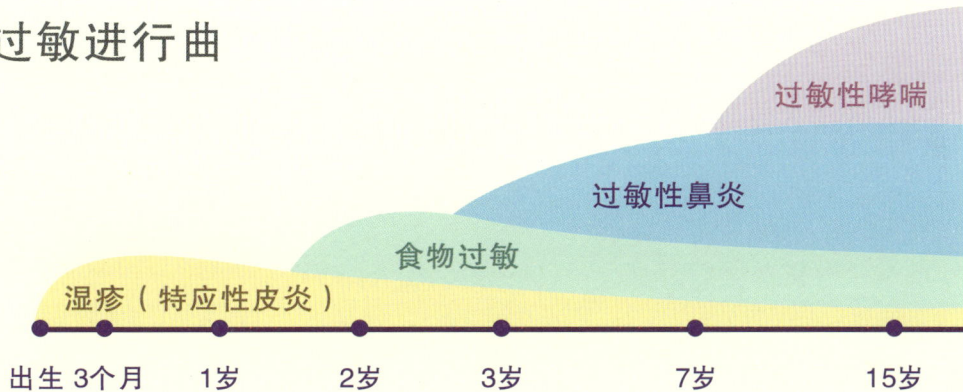

儿童过敏的影响因素

1. 遗传性：父母有过敏史，孩子发生过敏的风险大大增加。 约有65%的过敏婴幼儿父母都有过敏史。

2. 环境相关：长时间暴露在被污染的环境中。

3. 感染与内毒素：卫生假说认为多子家族或农场居住的儿童不易患过敏性疾病。儿童出生后与病原及内毒素充分接触，诱导免疫系统产生Th1-干扰素-γ优势应答，抑制Th2类细胞因子，防止过敏性疾病发生。

4. 肠道菌群：肠道菌群的失调与过敏性疾病关系密切。

CONTENTS 目录

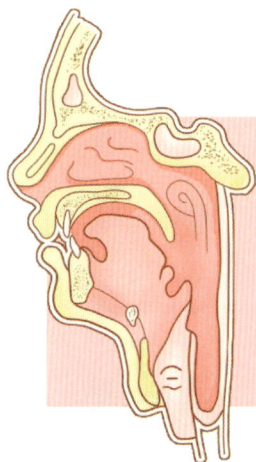

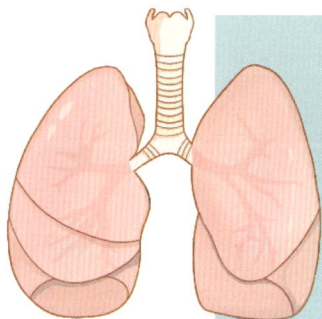

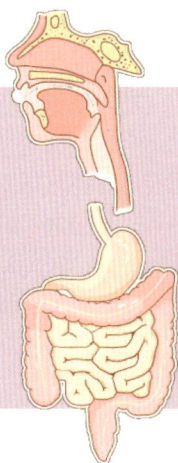

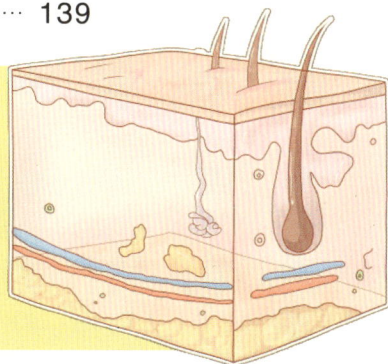

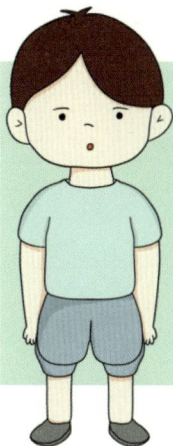

4 皮肤相关的过敏性疾病

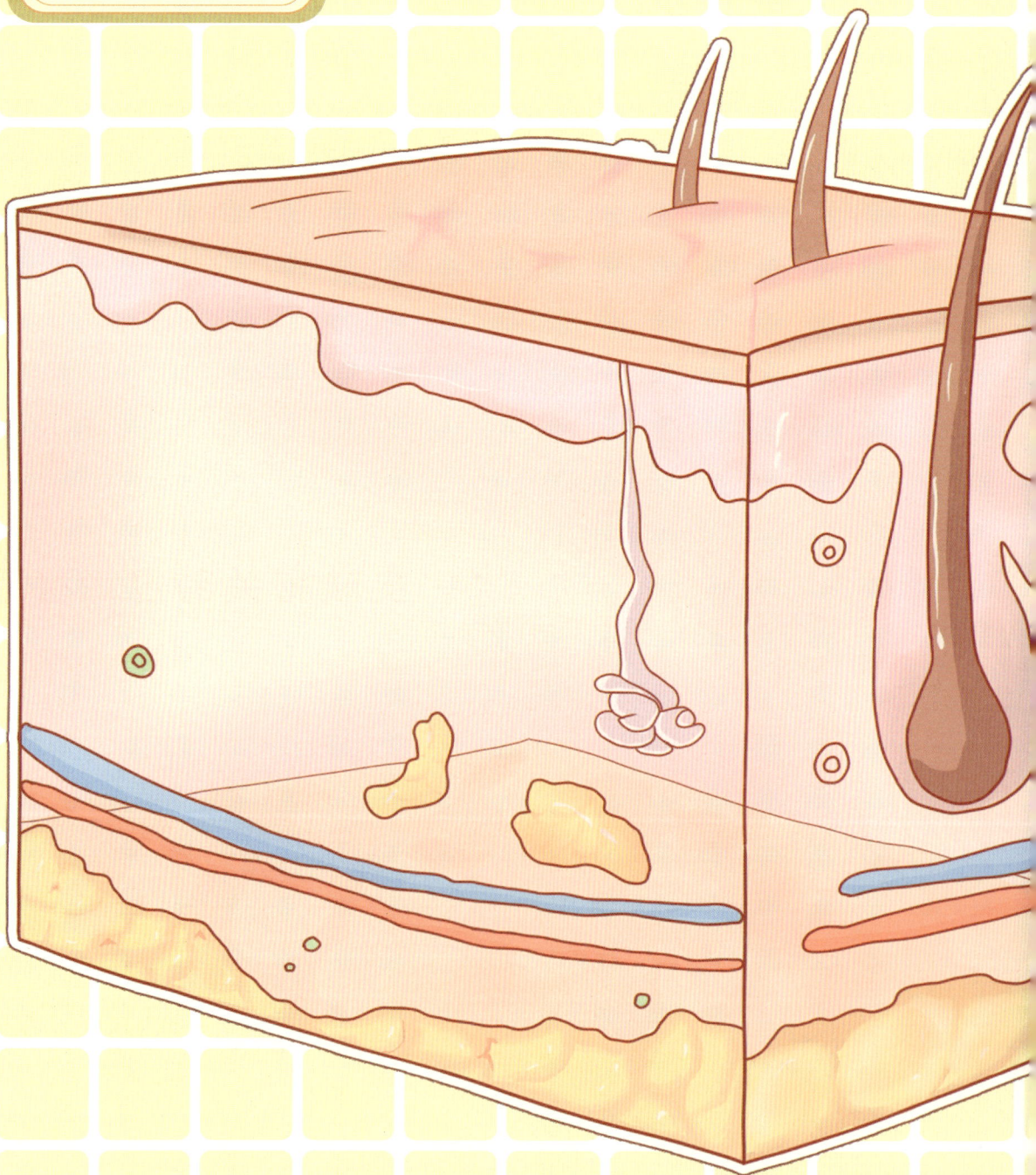

皮肤

皮肤是人体最大的器官，皮肤的功能有①阻挡微生物、化学物质和紫外线辐射等对身体的伤害，减少外界刺激和感染的风险。②通过汗腺的分泌和毛细血管的扩张或收缩来调节体温。③通过触觉、痛觉和温度感受器，感知外界的触摸、压力、温度和疼痛等刺激。④吸收一些药物和化学物质，通过汗液和皮脂的分泌排泄废物和毒素。⑤通过屏障功能防止水分的蒸发和外部环境的侵蚀，维持皮肤的水分平衡。

皮肤相关的过敏性疾病

- 儿童特应性皮炎

- 儿童荨麻疹

- 儿童血管性水肿

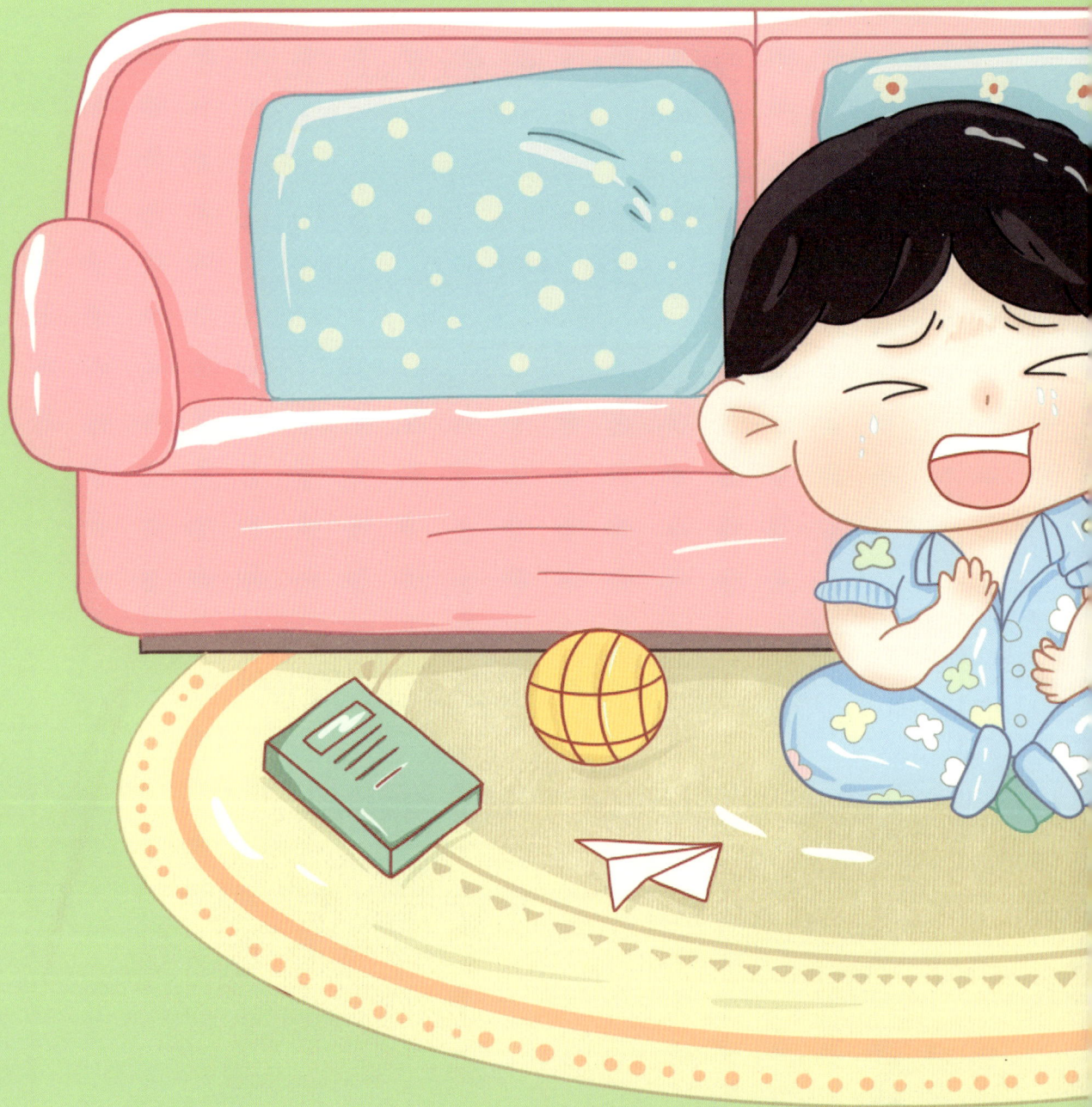

玩玩具、搭积木真是一天中最开心的事了，
但是衣服上的小虫子又在咬我了。
我要把衣服解开，可是妈妈会骂我。
呜呜呜……怎么办呀？
我好难过。

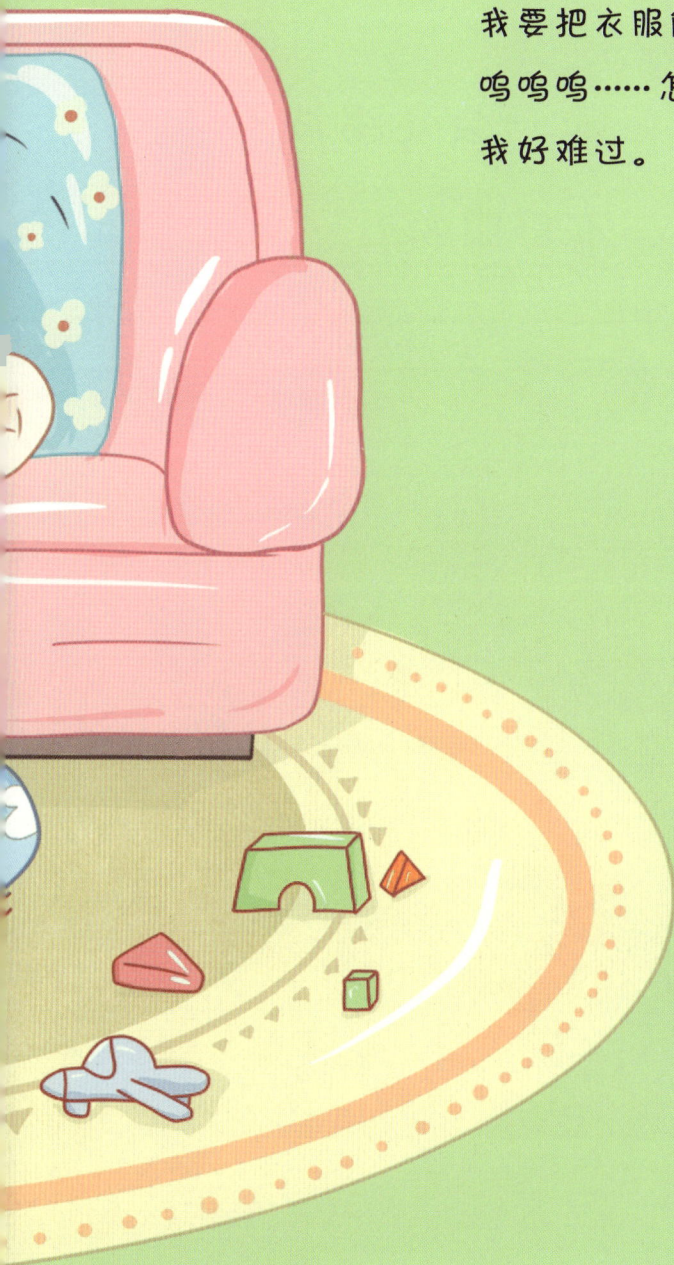

妈妈：这孩子睡觉也不好好睡,一会儿踢被子、一会儿哭的。也没有发烧、不舒服呀？

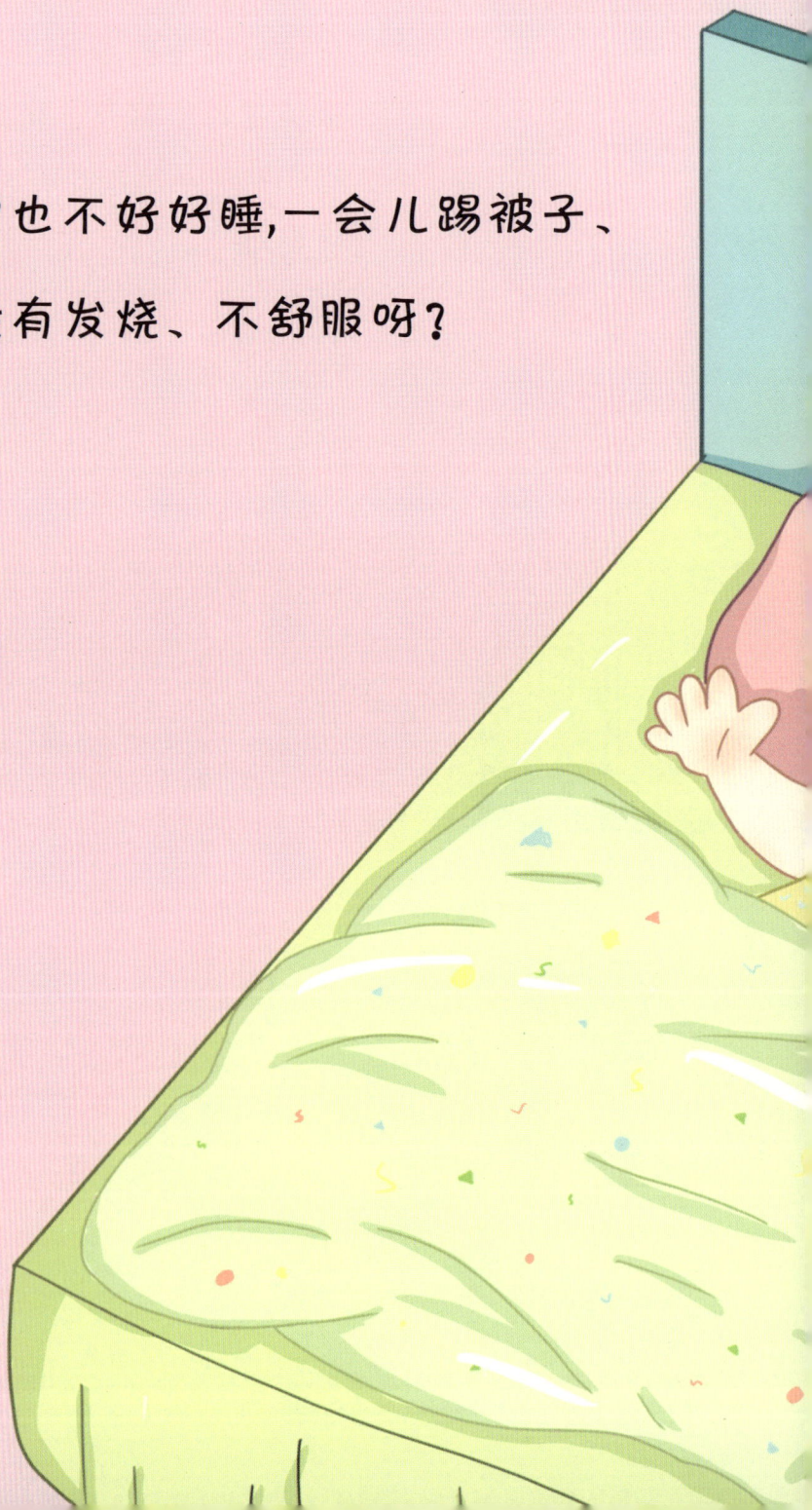

这到底是怎么了？

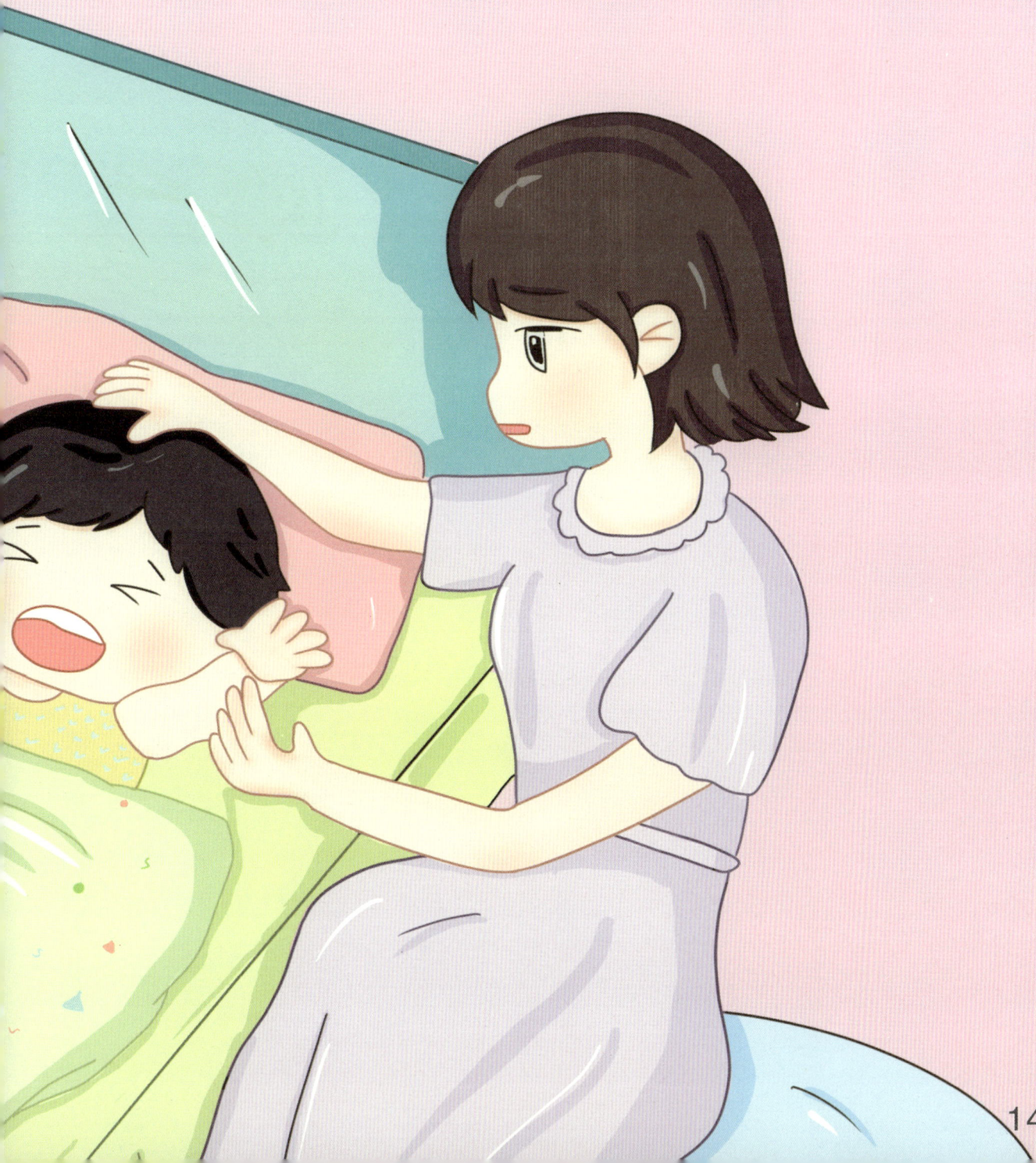

求助智能的"小兔爱萌"~

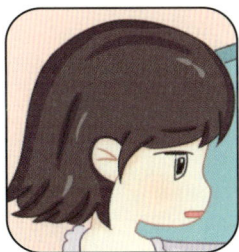

孩子总是无缘无故哭闹，还觉得有小虫子在咬他是什么原因呢？

"小兔爱萌"提醒您：当您的孩子哭闹，还觉得虫咬可能是过敏咯~

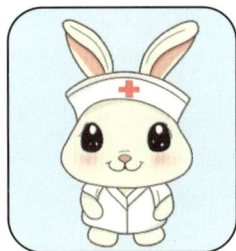

"小兔爱萌"听说过有种病叫作"特应性皮炎"哦。快去了解一下吧~

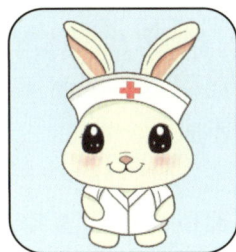

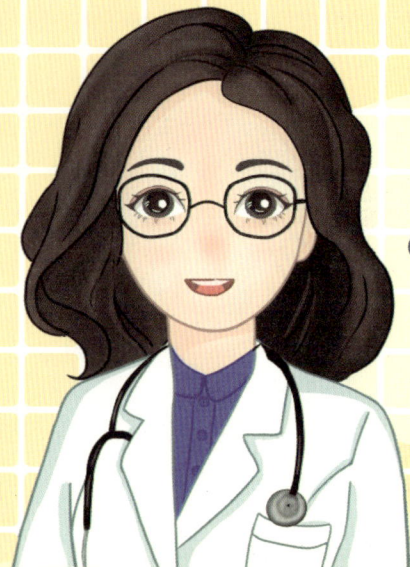

儿童特应性皮炎

Pediatric allergic rhinitis

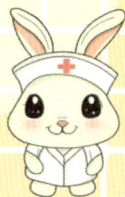

什么是儿童特应性皮炎

特应性皮炎是一种与遗传过敏体质有关的慢性、复发性、炎症性、瘙痒性皮肤疾病。皮炎表现自婴儿起病，随着年龄的增大而有所改变，瘙痒特别剧烈，严重时可影响患儿的睡眠、情绪和生长发育。

儿童特应性皮炎的诊断标准

婴儿期特应性皮炎诊断标准：出生2周后发病，面颊、头皮或者四肢伸侧湿疹，或者其他部位湿疹伴有皮肤干燥、皮肤瘙痒，烦躁易激惹、睡眠不安。

儿童期特应性皮疹诊断标准：面部和四肢屈侧典型的湿疹，或者其他部位非典型湿疹改变，伴有瘙痒，既往有慢性或者慢性反复发作病史。

青少年及成人期特应性皮炎诊断标准：皮疹＞6月的对称性湿疹，可合并有其他过敏性鼻炎、哮喘等个人或家族过敏性疾病史；化验结果：血总IgE升高，外周血嗜酸性粒细胞升高或特异性过敏原sIgE阳性。

儿童特应性皮炎的临床表现 ● ● ● ● ● ●

根据皮损的年龄特点分3个阶段：婴儿期、儿童期、青少年及成人期。

婴儿期：皮损最常见于前额及面颊部，瘙痒性红斑，后逐渐突起，转变为丘疹、丘疱疹，剧痒而搔抓、形成糜烂、渗出和结痂等，患儿因瘙痒常烦躁伴哭闹，影响睡眠，时重时轻。

儿童期：皮损出现在特定部位：四肢屈侧或伸侧，肘窝、腘窝最常受累，呈暗红色，渗出，常伴抓痕，形成苔藓样变。

青少年及成人期：呈弥漫性的干燥，多见于眼周、颈周、肘窝、腘窝、四肢、躯干，对称性分布。

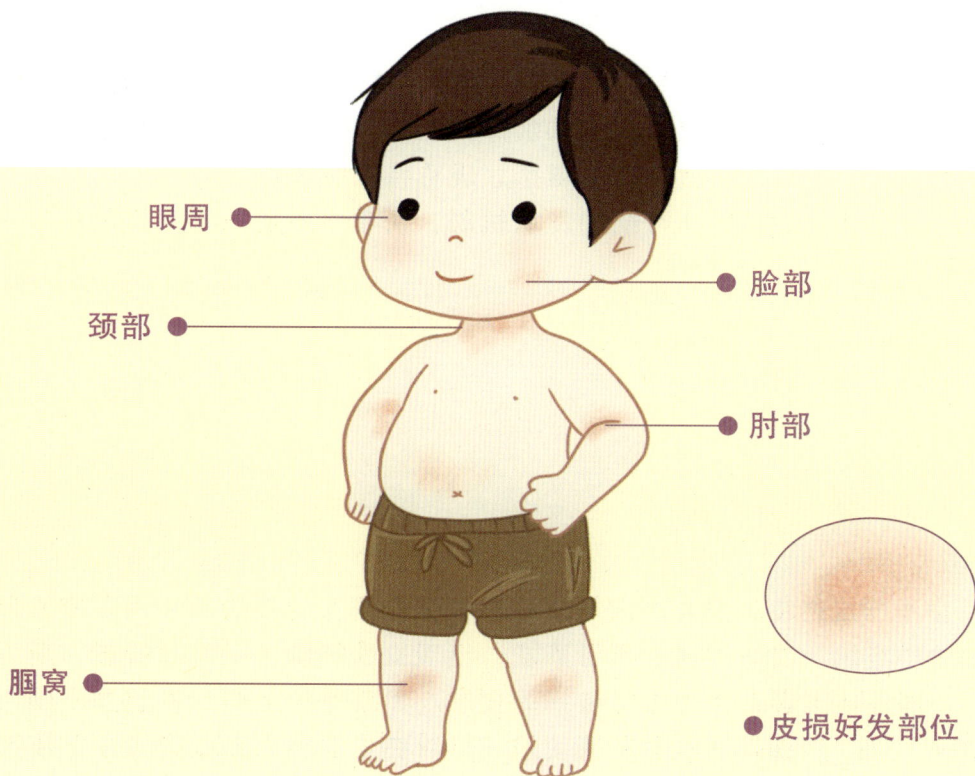

眼周 ●

颈部 ●

腘窝 ●

● 脸部

● 肘部

● 皮损好发部位

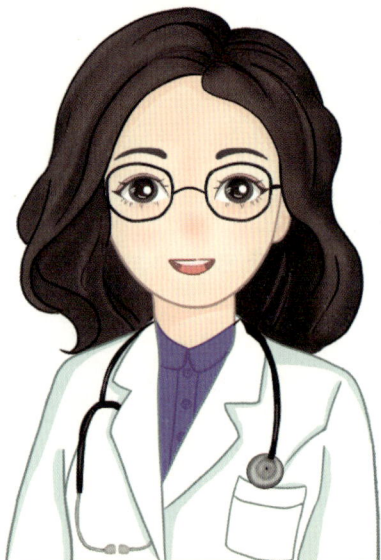

儿童特应性皮炎的
那些问题
Questions

○ **湿疹和特应性皮炎是不是同一个疾病？**

特应性皮炎又被称为特应性湿疹、异位性皮炎、遗传过敏性湿疹，是一种慢性、反复发作、炎症性、皮肤瘙痒性疾病。"特应性"主要是为了强调过敏体质，简单地说就是旧称湿疹，现称特应性皮炎。特应性皮炎的命名为了突出此病的原因和可能的发病机制，两者本质是一样，只是命名稍有区别。

○ **儿童特应性皮炎日常应保持皮肤干燥还是湿润？**

由于特应性皮炎患儿的皮肤屏障功能受到损害，过敏原和病菌容易侵入皮肤内组织，皮肤的水分容易蒸发，出现皮肤干燥、干裂和脱皮，所以需要持续保持湿润，帮助修复破损的皮肤。尤其是秋冬季气候更加干燥，要加强润肤。润肤露或保湿霜的使用还可以在皮肤表面形成类似皮肤屏障薄膜作用。

儿童特应性皮炎的常用的治疗方法有哪些？

特应性皮炎根据皮肤损害面积等进行严重程度评估，评估后进行分级治疗。常用药物：抗组胺药物，如氯雷他定、西替利嗪等。外用药物：弱中效激素软膏、非激素抗炎软膏、皮肤屏障修复保湿乳等。对中、重度特应性皮炎可选择生物制剂治疗，如度普利尤单抗注射液。另外，还有理疗法，如窄波UVB照射等。

得了儿童特应性皮炎又同时合并唇炎该怎么办？

口唇也是皮肤的一部分，唇炎是特应性皮炎中比较多见的共患病，表现为口唇疼痛、干裂、红斑脱屑。特应体质的儿童在吃饭时口唇更容易接触食物，可以将食物直接放入口腔内减少接触，同时需去除不良习惯，如舐唇等，应保持口唇湿润，多涂润唇膏，严重时可短期使用弱小激素类药物，或者非激素类药物他克莫司、表皮生长因子凝胶等。

儿童特应性皮炎患儿都需要进行食物过敏原筛查吗？

轻度特应性皮炎患儿如没有进食后速发过敏史，或者没有消化道症状，不需要食物过敏原筛查。但以下情况：既往对1种或多种食物有速发过敏史；持续发作的中、重度特应性皮炎；高度可疑食物过敏是特应性皮炎的诱因，上述情况需要进行食物过敏原筛查。

Q uestions
儿童特应性皮炎的那些问题

○ 特应性皮炎是"癣"吗？有传染性吗？

癣是一种由皮肤真菌引起的毛发、皮肤和指(趾)甲的浅部感染。特应性皮炎不是"癣"，是一种皮肤过敏的非感染性炎症，它不是传染病，没有传染性。

○ 儿童得了特应性皮炎长大后会好吗？

特应性皮炎好发于婴幼儿，随着年龄的增长发病率会下降，有近一半的特应性皮炎患儿皮疹会逐渐消退，但仍有约三分之一的可能会持续到青少年和成人期。处于身心成长黄金时期的儿童，严重的瘙痒会影响患者的身心健康以及生活质量，患病期间还是要积极地治疗和护理。

○ 生物制剂可以根治儿童特应性皮炎吗？

目前尚无药物可以根治特应性皮炎，对于在常规治疗下不能有效控制的中重度或者反复顽固性特应性皮炎，同时影响到日常生活、学习、生长发育、情绪等，可以选择生物制剂治疗，如度普利尤单抗注射液，同时配合其他相应治疗，可以明显降低疾病的发作频次和严重程度，缓解和控制疾病。

特应性皮炎好了可以马上停药吗？

皮肤角质层的代谢周期为1个月左右，皮肤损害后修复的时间更长。家长因担心长期外用激素药会有副作用而不按疗程使用，导致反复发作的情况。所以特应性皮炎在治疗好转后，应逐渐减量，并维持一段时间再停药，这样可以减少复发的可能性。尤其是中重度特应性皮炎，皮疹控制后仍需继续治疗，过渡到长期维持治疗阶段。

得了特应性皮炎能洗澡吗？

当然可以洗澡。人体在出汗后产生的汗液及毛孔排泌物、表面的细菌等对皮肤是有刺激作用的，需要定期清洁才能防止感染。只要掌握特应性皮炎患儿洗澡的几个原则，不必担心加重病情。洗澡时不宜水温过高，不宜持续时间过长，不宜反复用力搓揉皮肤，洗完后及时润肤。

如何快速缓解特应性皮炎的剧烈瘙痒？

①用湿毛巾或者用冰袋包裹毛巾后快速按压以冷却皮肤。大约10分钟后起效。②选择湿疹保湿霜或软膏，也可以直接选择凡士林外涂。③湿包裹法：沐浴后，治疗用药后皮肤上再覆盖一层湿纱布，再穿上干燥的衣物，有助于保持皮肤的湿润状态。④降低室温，保持室内温度在20~22℃，避免使用过热或过冷的暖气和空调。

儿童特应性皮炎的
护理要点

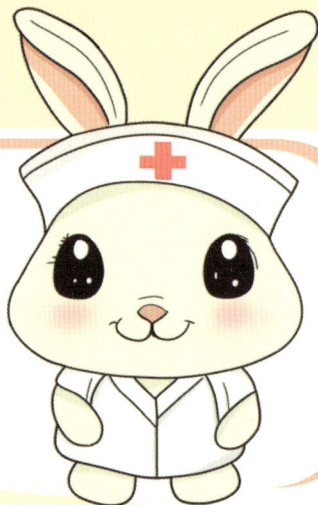

1.日常正确的沐浴方式有助于恢复和保持皮肤屏障功能，增加皮肤含水量，水温以32～38℃为宜，1次/天或隔日1次，每次 5～10分钟。严禁搓澡，以免加重皮损部位，推荐使用低敏、无刺激、弱酸性（pH5～6）的洁肤用品。

2.因特应性皮炎的皮损及非皮损部位分界不清，应全身使用润肤产品，以修复皮肤屏障功能，有皮损明显的部位应加强。润肤产品应多涂和厚涂，每周使用，沐浴后3～5分钟使用保护效果最佳。润肤产品在春夏季节可选择乳剂，秋冬季节可选择霜剂。

3.皮肤瘙痒后引起搔抓所导致的皮肤屏障破坏，会进一步加重瘙痒，形成(瘙痒–搔抓—瘙痒）恶性循环，这使特应性皮炎反复长期不愈，甚至皮肤苔藓化改变。控制反复搔抓行为，减少皮肤损害，才能快速愈合。

4.因食物过敏诱发的特应性皮炎患儿，在治疗特应性皮炎的同时，应该对食物进行严格管理。筛查食物过敏原，但因食物过敏原检测有限性，需结合日常饮食中发现的食物过敏的迹象，回避致敏食物，或寻找其他非过敏的营养替代品，以满足宝宝生长发育能量和营养需求。如果未明确食物过敏原，不可盲目回避食物。

5..特应性皮炎患儿皮疹严重时，会出现夜间瘙痒而导致失眠，甚至出现抑郁、焦虑、行为障碍等精神和情绪方面的疾病。需要家长细致观察和及时发现，及时用药控制皮疹，切不可简单地批评和指责，应给与充分的关爱和心理指导。

外用药物小贴士

外用药物中有激素和其他药物成分，使用中切不可过量涂抹，要掌握剂量和次数。

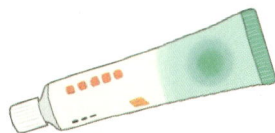

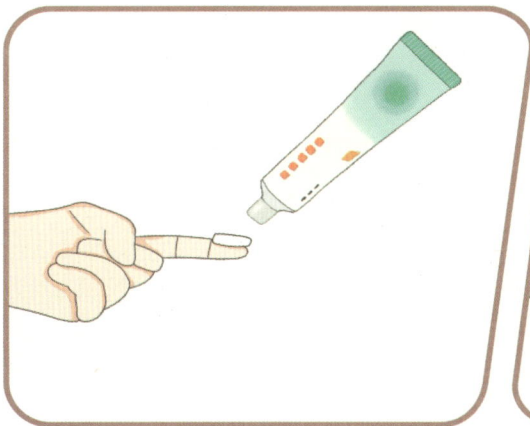

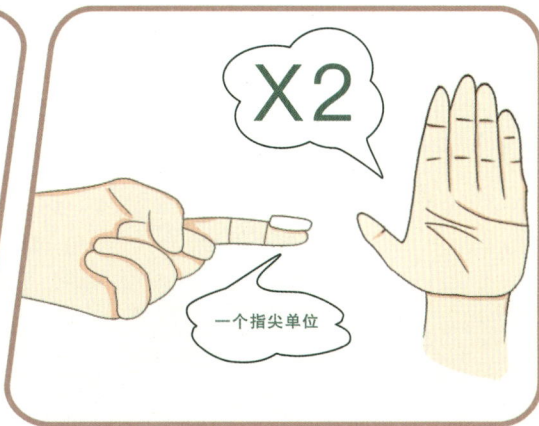

X2

一个指尖单位

可参考指尖单位的计量方法：将一个指尖单位为管口直径5mm的标准外用药膏管中挤出的可以覆盖从成人食指远端指节皱处到食指尖的软膏剂量，用于涂抹2个手掌的皮损面积。

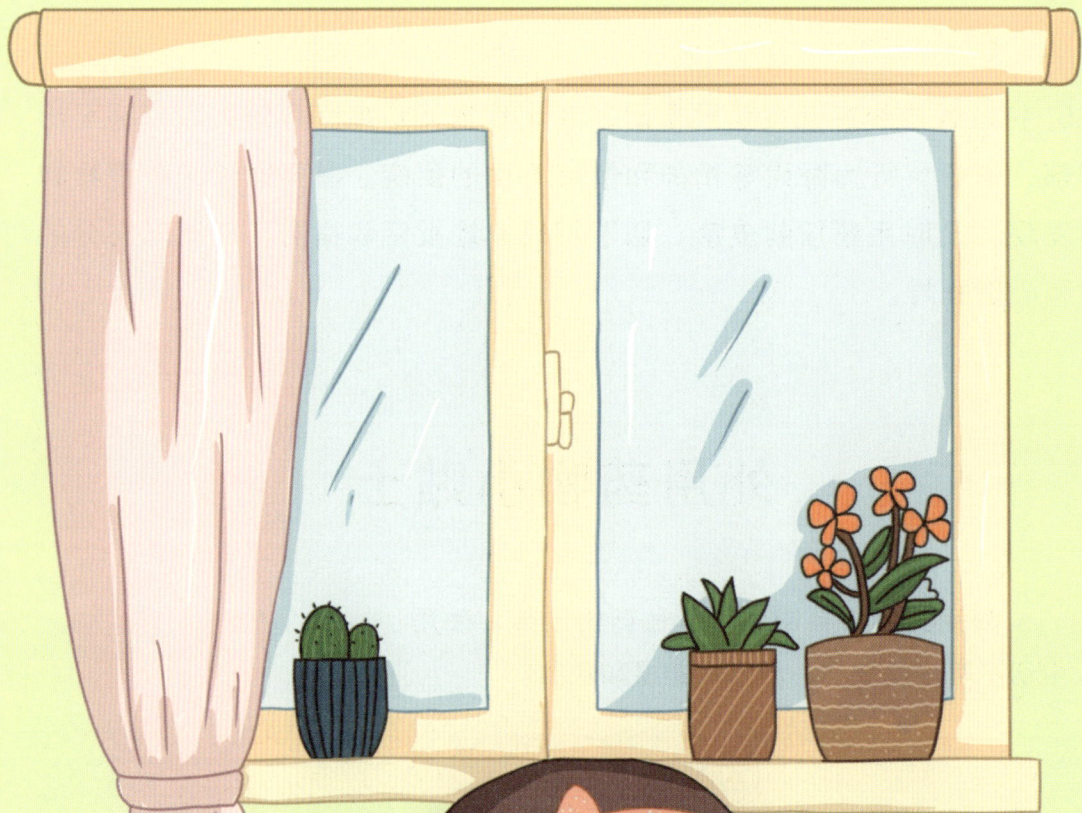
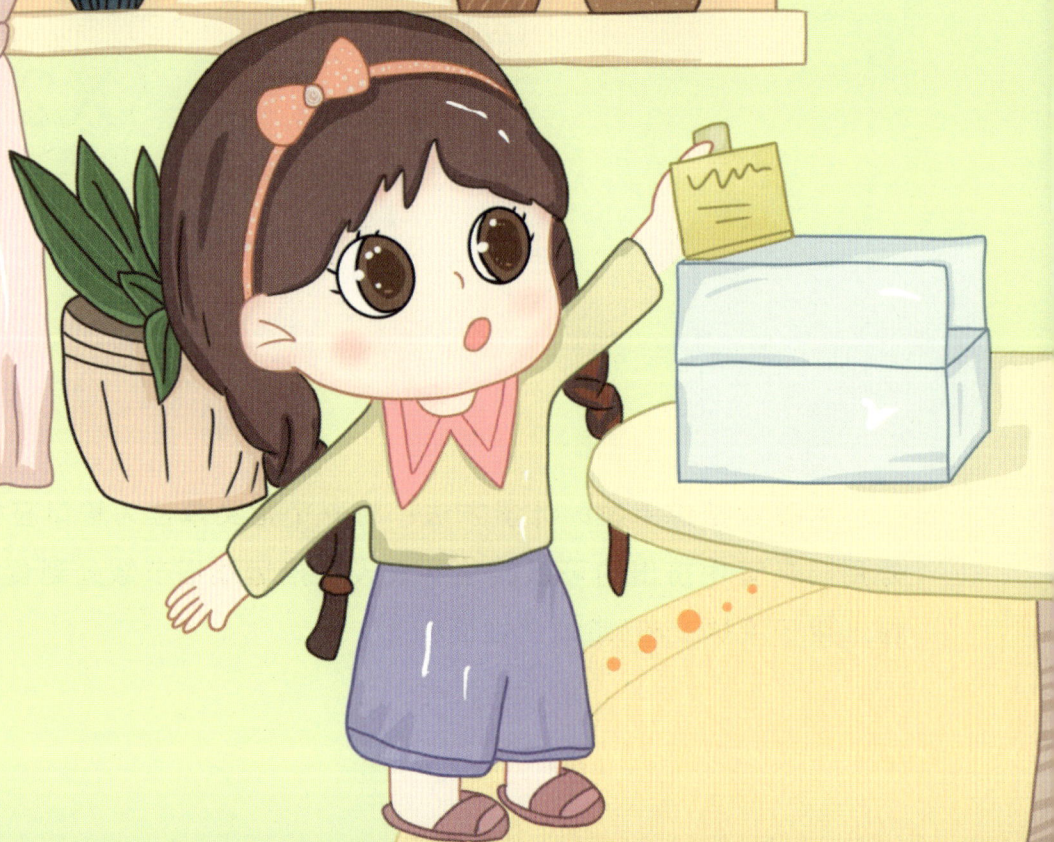

哇~这是香水吗？
妈妈一直说小孩子不可以用，一直藏起来，
今天被我发现了，我就要用~
我今天要做香香的小公主咯！

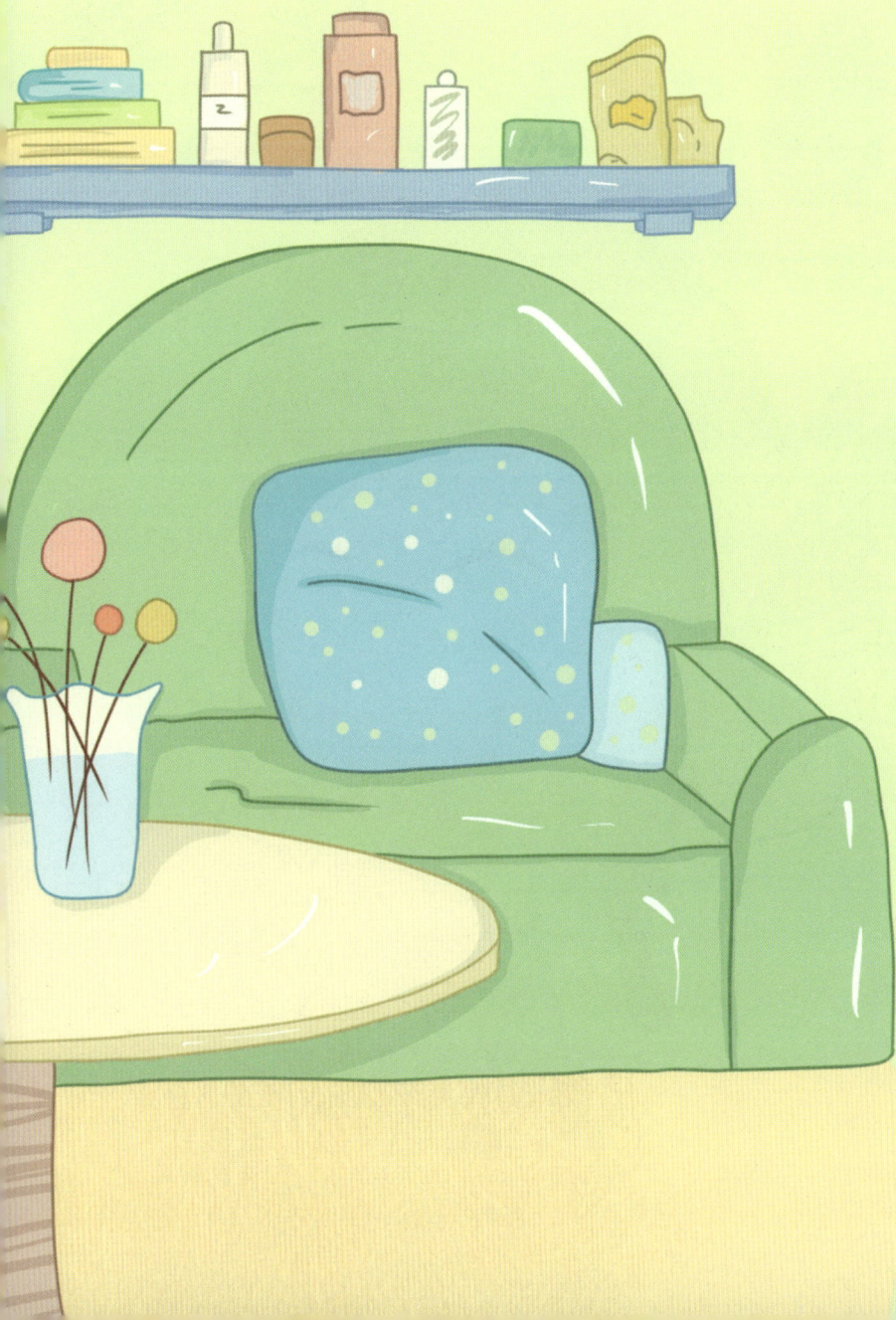

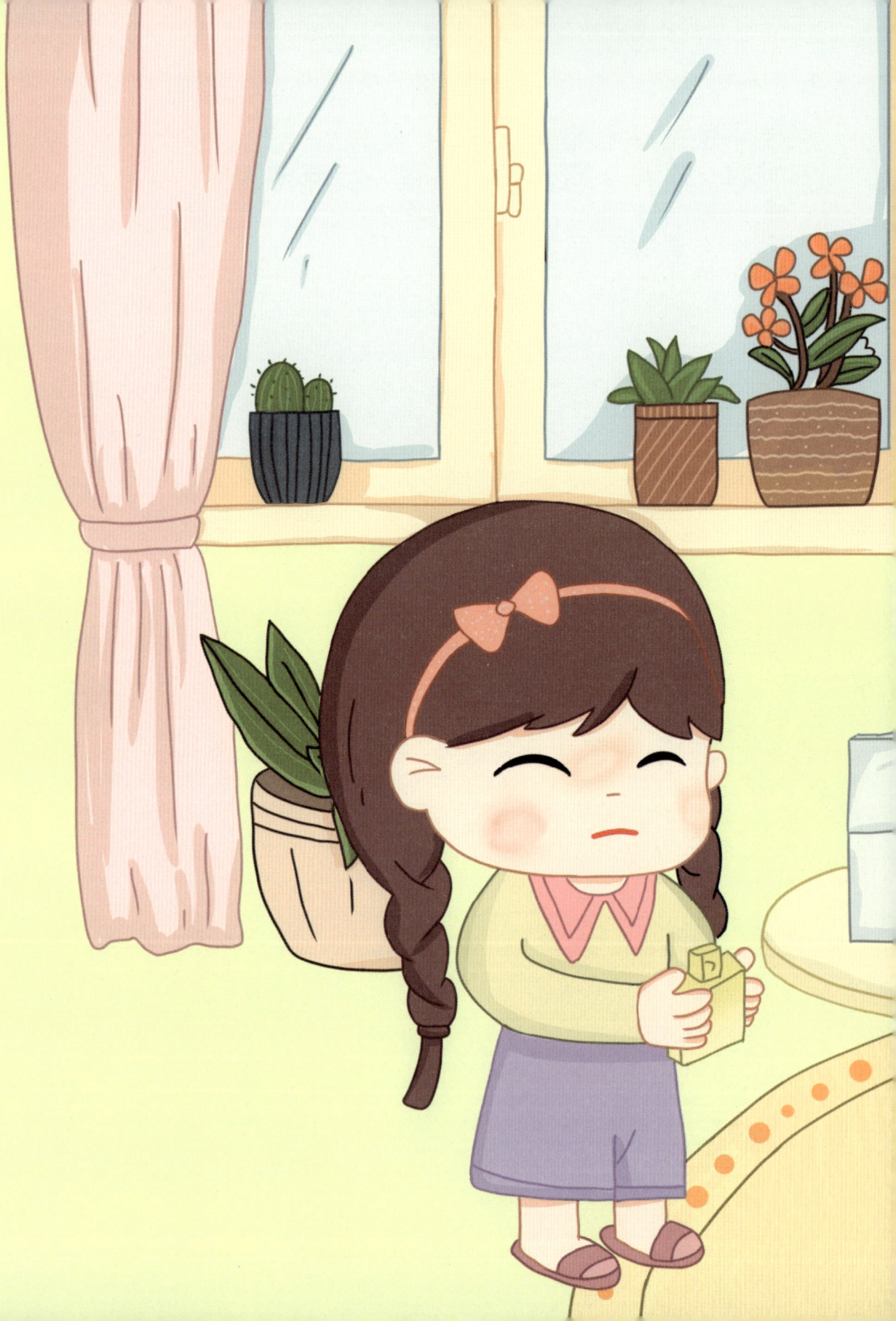

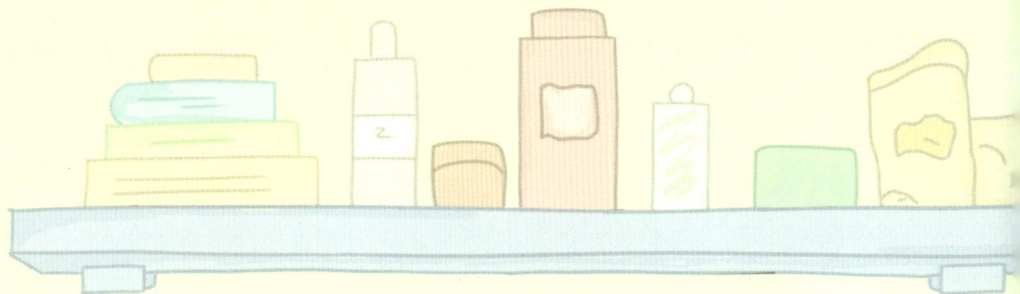

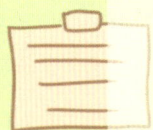

啊呀～怎么这么痒呀？

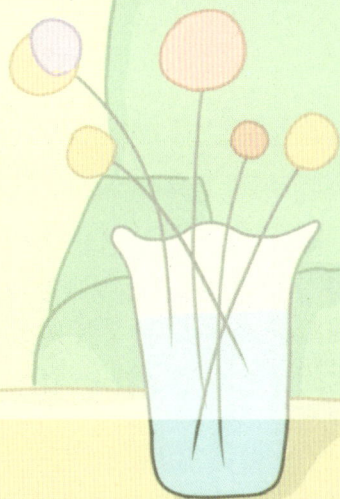

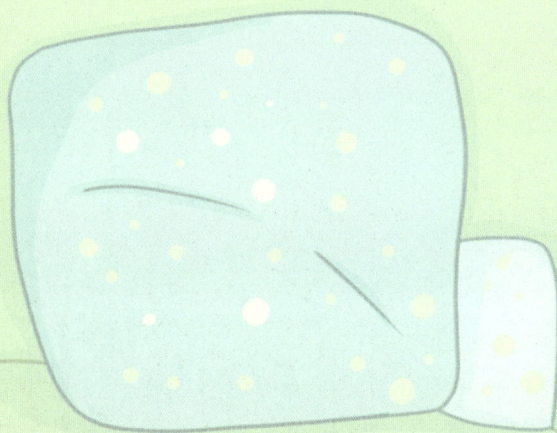

求助智能的"小兔爱萌"~

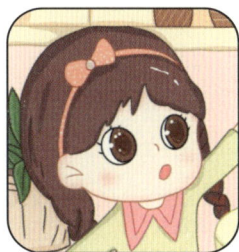

偷偷喷了香水以后，皮肤出现风团而且很痒，是什么原因？

"小兔爱萌"提醒您：当您接触了香水后开始痒，可能是过敏咯~

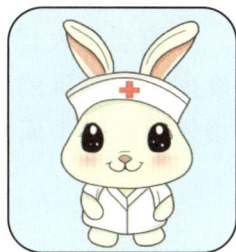

"小兔爱萌"听说过有种病叫作"荨麻疹"哦。快去了解一下吧~

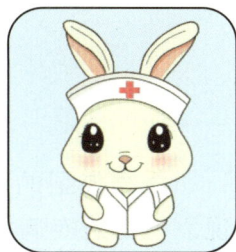

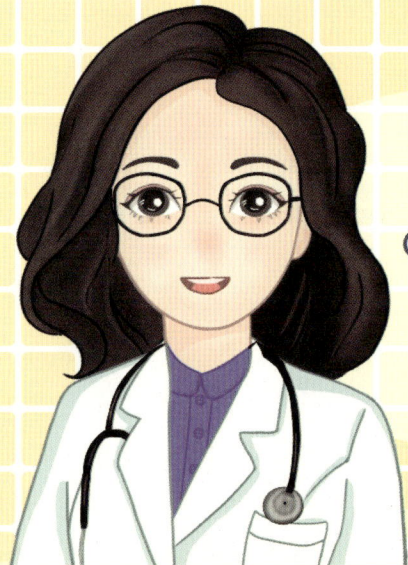

儿童荨麻疹

Pediatric Urticaria

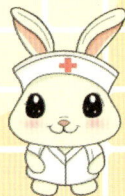

什么是儿童荨麻疹

荨麻疹是由于皮肤、黏膜小血管扩张及渗透性增加出现的一种局限性水肿反应。临床表现为大小不等的风团伴瘙痒，约20%的患者伴有血管性水肿。

根据诱发因素可分为自发性荨麻疹（无明确的诱发因素）和诱导性荨麻疹（有明确的诱发因素）；根据病程可分为急性荨麻疹（病程≤6周）和慢性荨麻疹（病程>6周）。

儿童荨麻疹的诊断标准

根据典型的风团伴瘙痒和/或血管性水肿的症状即可诊断，需和其他表现为风团的疾病相鉴别，必要时采用实验室检查等进一步明确。

儿童荨麻疹的临床表现

　　起先皮肤瘙痒后出现风团，呈现鲜红色或苍白色、皮肤色，风团逐渐蔓延，融合成片，可见表皮毛囊口向下凹陷。风团持续数分钟至数小时，皮疹反复成批发生，多见傍晚发作，部分患者可伴有恶心、呕吐、头痛、头胀、腹痛、腹泻，严重患者还可有胸闷、不适、面色苍白、心率加速、脉搏细弱、血压下降、呼吸短促等全身症状。

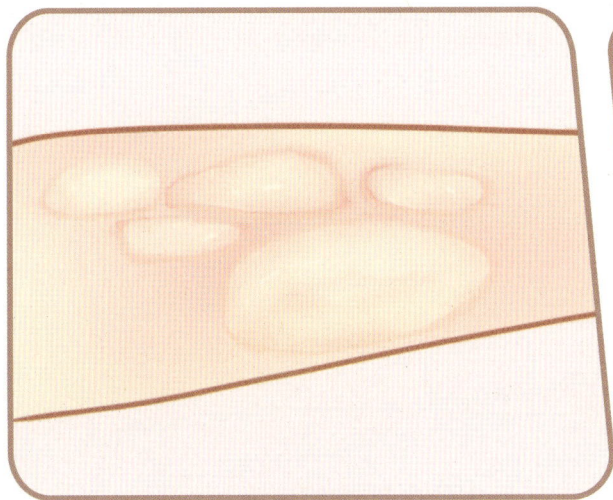

荨麻疹

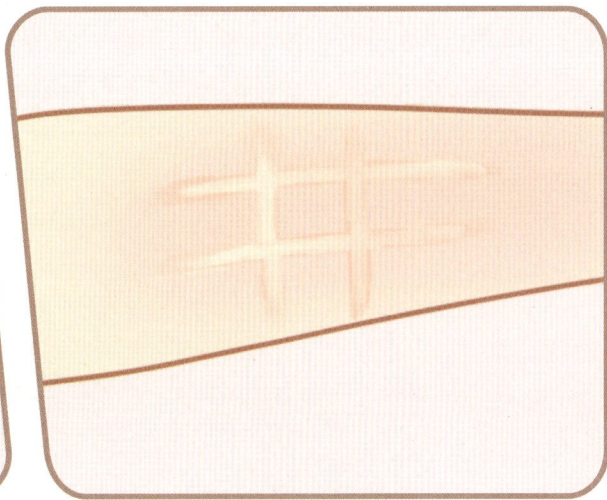

人工荨麻疹

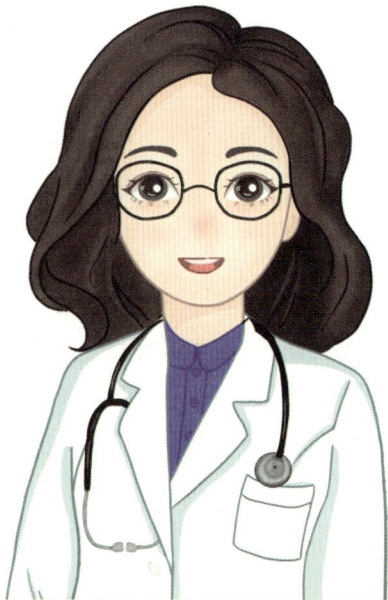

儿童荨麻疹的
那些问题
Questions

○ **儿童荨麻疹是因为过敏引起的吗?**

不是的,荨麻疹的致病因或诱因比较复杂,有过敏导致的,如吃海鲜、接触尘螨;也有感染后出现的,如发热、咳嗽后;还有一部分是因为自身免疫功能紊乱,更有部分是找不到原因的荨麻疹。

○ **最常见的儿童荨麻疹有哪几种?**

常见的荨麻疹有:①急性荨麻疹:表现为突然出现突然消退的风团,部位不定。②胆碱能性荨麻疹:由于神经调节紊乱所致,紧张或者出汗后风团。③人工荨麻疹:皮肤被人为划过后会出现划痕部位的皮肤突起,甚至还可以在皮肤上写字。④寒冷性荨麻疹:吹冷风后应激后出现的片状风团,回暖后消退。

○ 儿童荨麻疹严重的会致命吗？

会的。急性荨麻疹常见表现为风团皮疹，但如果出现全身性严重过敏反应，如呼吸困难、急性喉头水肿、过敏性休克等，这些情况是比较危险的，甚至可致命，需及时就医。

○ 得了儿童荨麻疹需要忌口吗？

根据荨麻疹的病因来决定的，如果荨麻疹是因为食物过敏，如进食海鲜1小时内出现，需要食物回避，但是如果是日光性荨麻疹或者人工性荨麻疹等原因不是食物过敏所致的，不需要忌口。但是，对所有的急慢性荨麻疹来说辛辣刺激的食物还是要避免的，可能会加重病情。

○ 由食物过敏导致的荨麻疹需回避该食物多长时间？

食物过敏后机体恢复正常的时间因人而异，有的需要数天，有的需要数周，恢复时间还要取决于过敏的严重程度和治疗后情况。如轻度的过敏，只出现皮肤发红、瘙痒、荨麻疹，只要在回避该食物及治疗数天就可以恢复。如果严重过敏出现了呼吸困难、喉头水肿、过敏性休克等，需要立即就医治疗。造成了脏器的损害，恢复时间相对较长，应回避该食物1~2月，一般在6个月左右，可以减少再次过敏的发生。

Q 儿童荨麻疹的那些问题
uestions

○ **慢性儿童荨麻疹怎样才能治好吗？**

慢性荨麻疹因反复发作，给治疗带来了一定难度，目前采用的方法为阶梯治疗法，分三步：第一步使用一种抗组胺药2周；如果效果不佳，第二步口服两种抗组胺药，早上服氯雷他定，晚上服西替利嗪2周；如果效果不佳，第三步加免疫抑制剂或者生物制剂治疗，如环孢素或者奥马珠单抗治疗。上述方法对于绝大多数的慢性荨麻疹都可治愈。

○ **儿童荨麻疹只是皮肤上出现风团吗？**

荨麻疹是皮肤上出现风团，伴瘙痒或血管性水肿表现，但是荨麻疹除了皮肤的表现外，还可以出现脏器损害表现，如恶心、呕吐、腹痛、腹泻、胸闷及喉梗阻，甚至是呼吸困难和休克的心血管循环障碍疾病。

○ **儿童荨麻疹宝宝一定要查过敏原吗？**

荨麻疹的发生原因有很多，除了过敏的原因外，还有感染后、紧张后应激等，甚至部分是不明原因的，当反复出现荨麻疹或者治疗后消退不明显，建议筛查过敏原和总IgE，了解机体的过敏状态，明确过敏原的荨麻疹应回避过敏原，或者采用减敏、脱敏等根因治疗。

儿童荨麻疹儿童能不能吹风？

　　荨麻疹的称呼有很多，如风疹块、风疙瘩等，被认为是吹风后引起的疾病，实际上这是不科学的说法。荨麻疹的发病原因很复杂，有很少部分患儿是因为吹冷风后应激后出现的荨麻疹，缓和后缓解。大部分和吹风没有直接关系。荨麻疹的患儿需明确引起的致病原因，重点关注饮食、生活环境等，对确实是寒冷性荨麻疹应避免吹冷风，注意保暖。

儿童和成人荨麻疹的治疗方案有哪些区别？

　　两者的治疗方案原则上差别不大，首先也是最重要的是要回避过敏原，但治疗的药物应严格按照说明书使用。不同年龄的儿童荨麻疹选择治疗药物有所差别，因第一代抗组胺药可出现嗜睡副作用，影响儿童认知和学习等日常生活，一般很少使用；第二代抗组胺药使用说明有年龄限制，6个月以上的患儿可选择西替利嗪或左西替利嗪，1岁以上患儿可选择氯雷他定或地氯雷他定等，激素类药物使用也要考虑儿童生长发育的问题，以及服药的依从性等因素。

儿童荨麻疹的护理要点

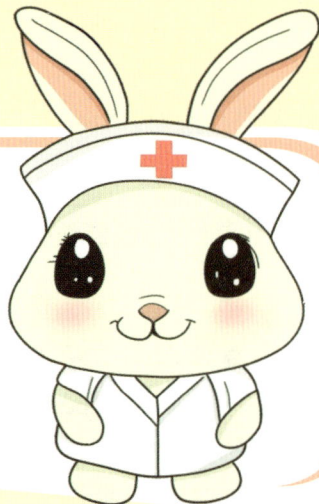

1.皮肤护理方面：皮肤出现荨麻疹后，会自觉地搔抓，出现局部的温度升高，使血液释放出更多的组织胺，反而恶化，应注意修剪过长的指甲，并尽量避免搔抓，小婴儿可戴棉质手套，以免引起皮肤破损-瘙痒加剧的恶性循环。避免用肥皂或沐浴露洗澡，水温不宜过高，过高水温会增加皮温，瘙痒会更加明显，用略低于平时洗澡水温的水洗澡可减轻症状。洗澡时间不宜过长，切记不要反复搓揉皮肤，以免增加皮肤损害。

2.饮食方面：荨麻疹期间应回避过敏食物和可能导致过敏的食物，多吃含碱性的食物，如绿茶、海带、胡萝卜、黄瓜、番茄、绿豆、芝麻等，辛辣刺激性食物要严格控制，饮食宜清淡、富有营养的易消化食物，多食蔬菜、水果。应多喝水，有利于体内过敏物质快速排泄。儿童正处于生长发育期要注意营养的均衡性。

3.生活方面：应保持起居环境整洁、安静，温湿度适宜。衣服穿着不宜过多、过热，尽量不要穿着紧身衣裤，应穿宽松、柔软棉质衣物有利于散热和通风。如果对猫毛等过敏应尽量不要养，如果对寒冷性荨麻疹应避免冷环境刺激，不要去海水浴场，不能洗凉水澡，做好保暖防护。

4.药物使用注意事项：炉甘石洗剂作为荨麻疹常用外用止痒药物，属于震荡剂，用前应充分摇匀，取适量涂于风团处，只要涂薄薄的一层就行，一日2～3次，用后不需要清洗。但如果皮肤有渗出、糜烂损害，以及口唇等黏膜部位不能使用，会出现疼痛感；如果风团在黏膜、有毛发部位出现，也是不能使用的，会引起毛发结块。

炉甘石使用小贴士

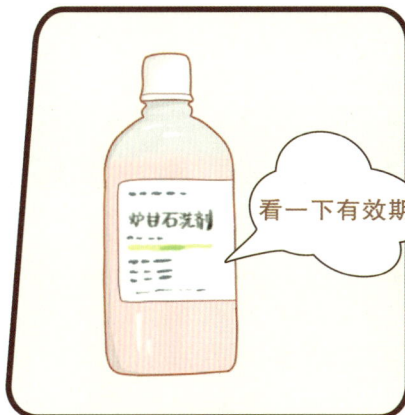

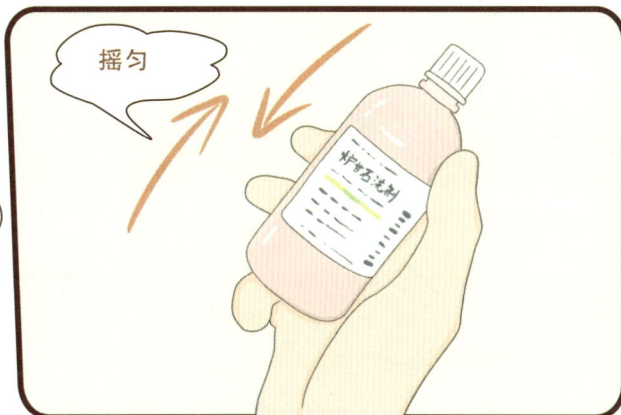

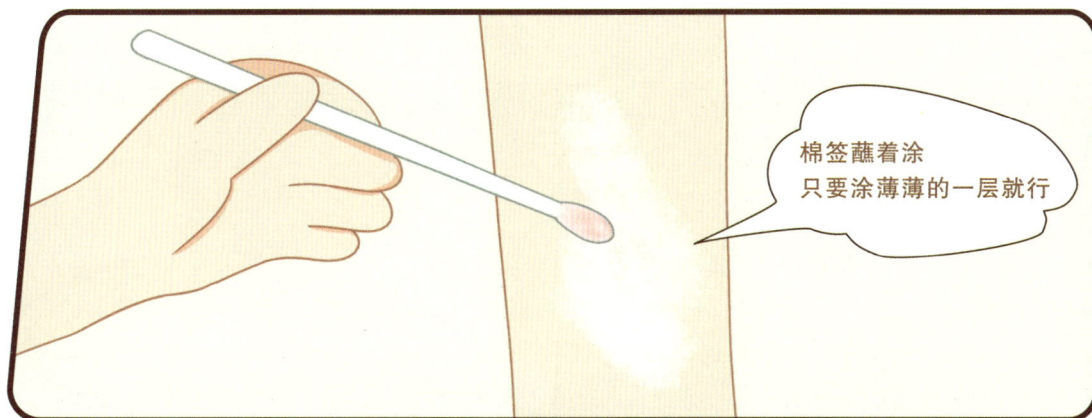

看一下有效期

摇匀

棉签蘸着涂
只要涂薄薄的一层就行

草莓蛋糕上真的有好多草莓呀
一定要多吃点～

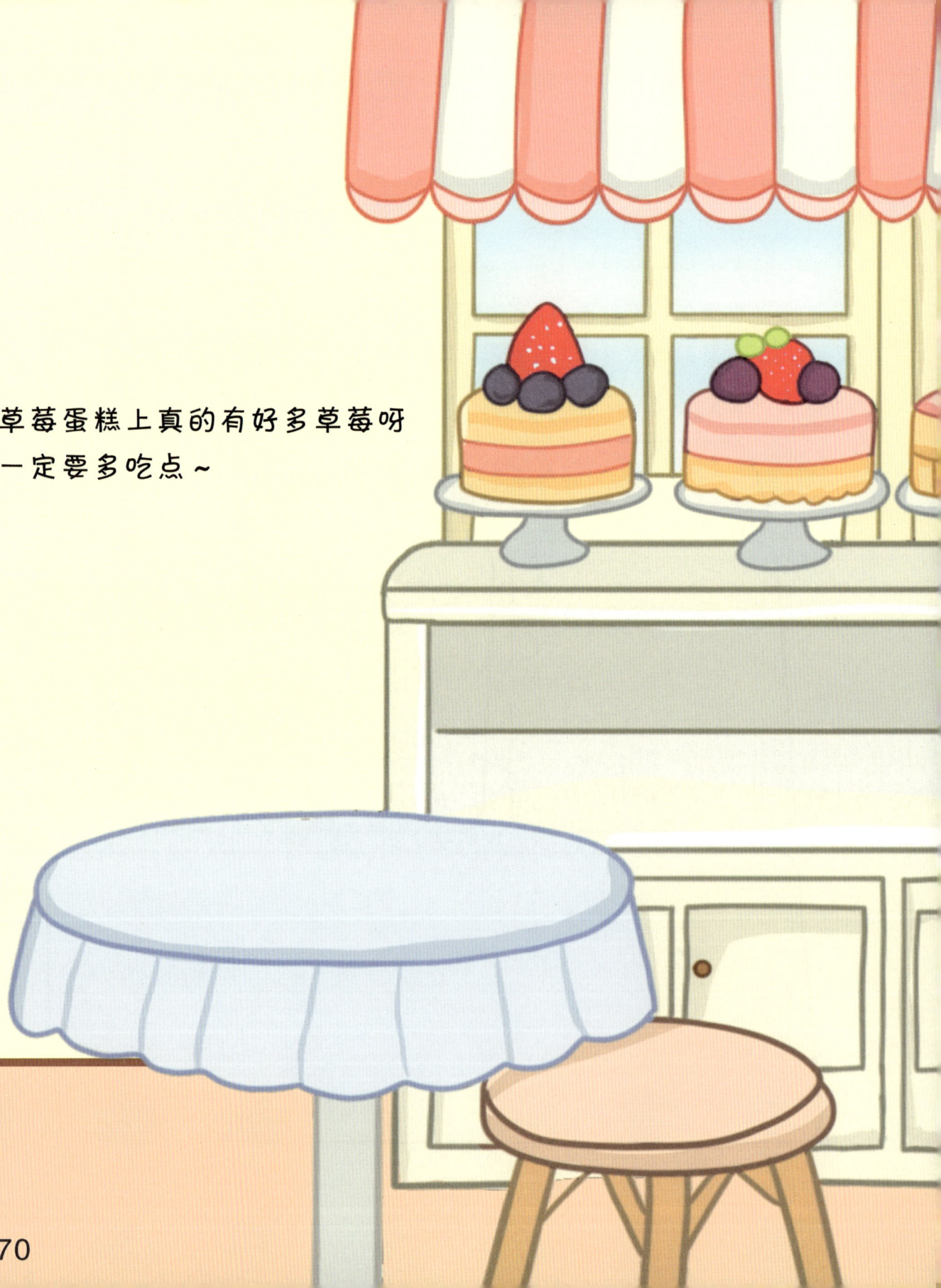

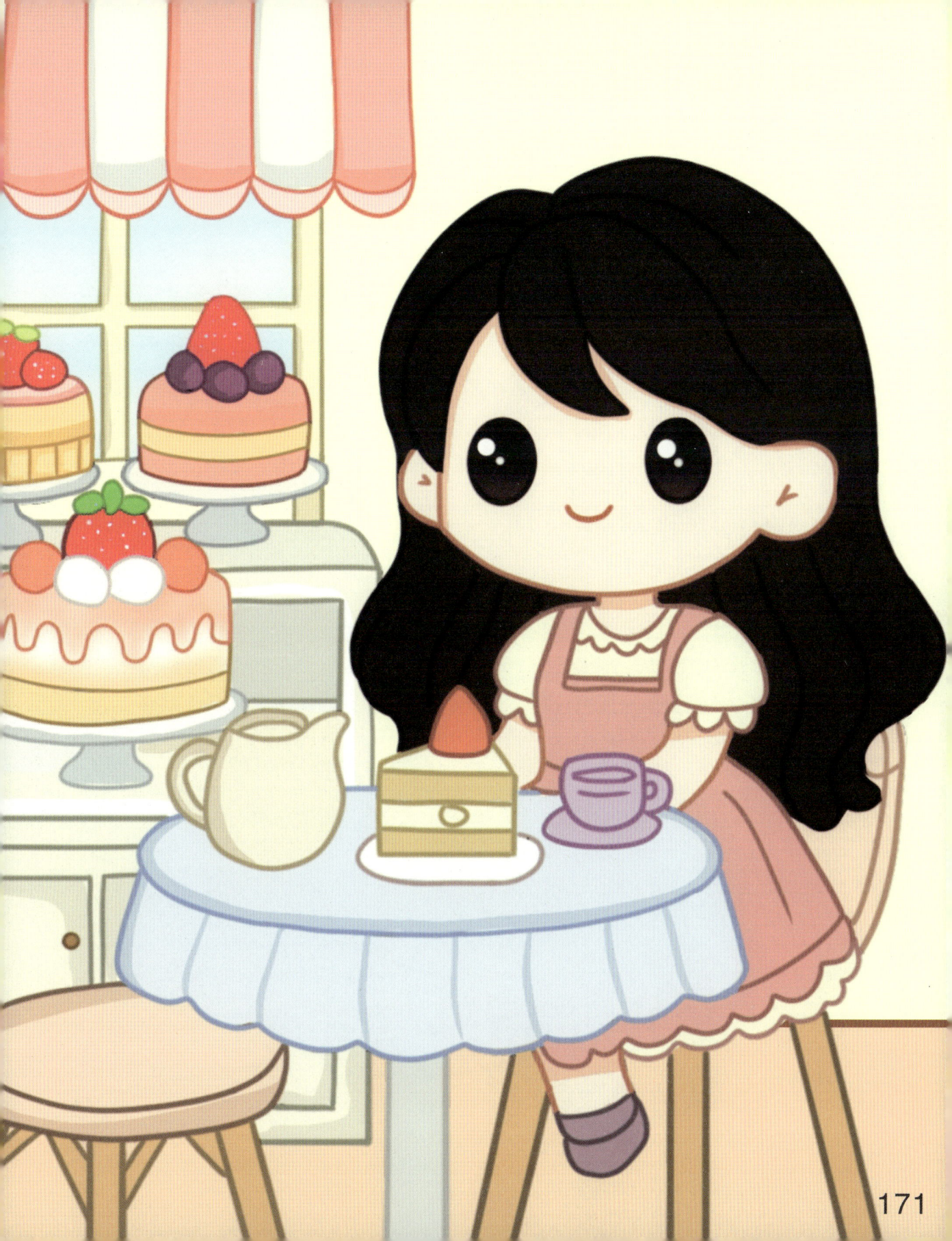

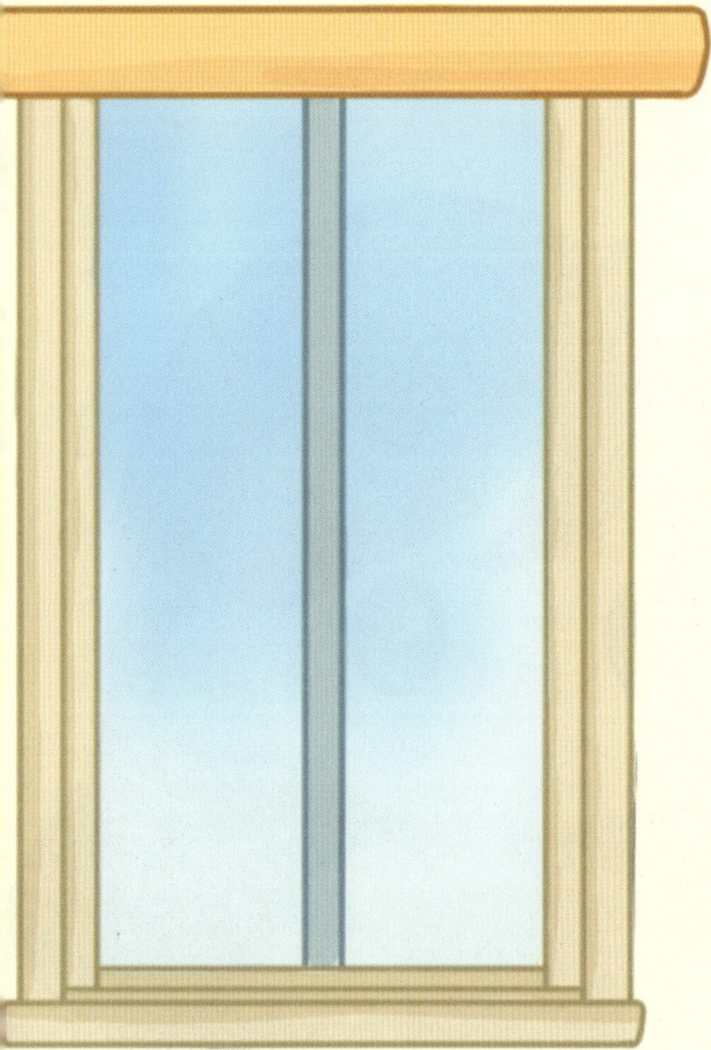

啊呀～吃蛋糕的时候还好好的，现在这个嘴巴怎么肿肿的呀？

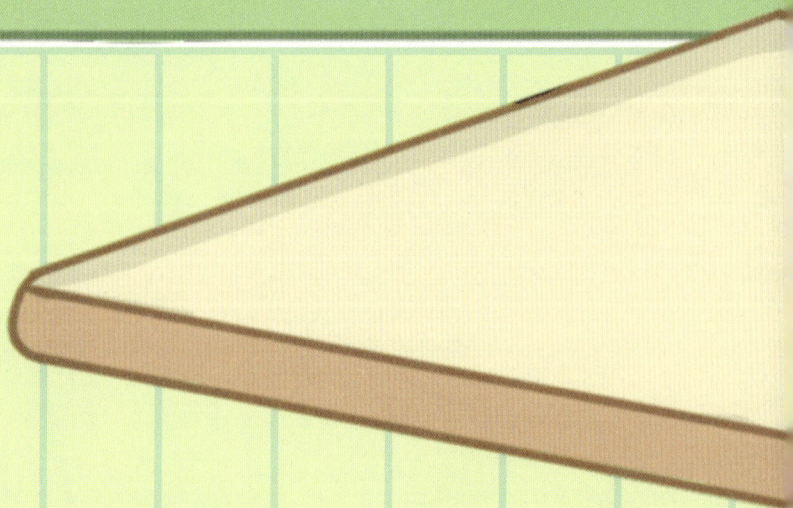

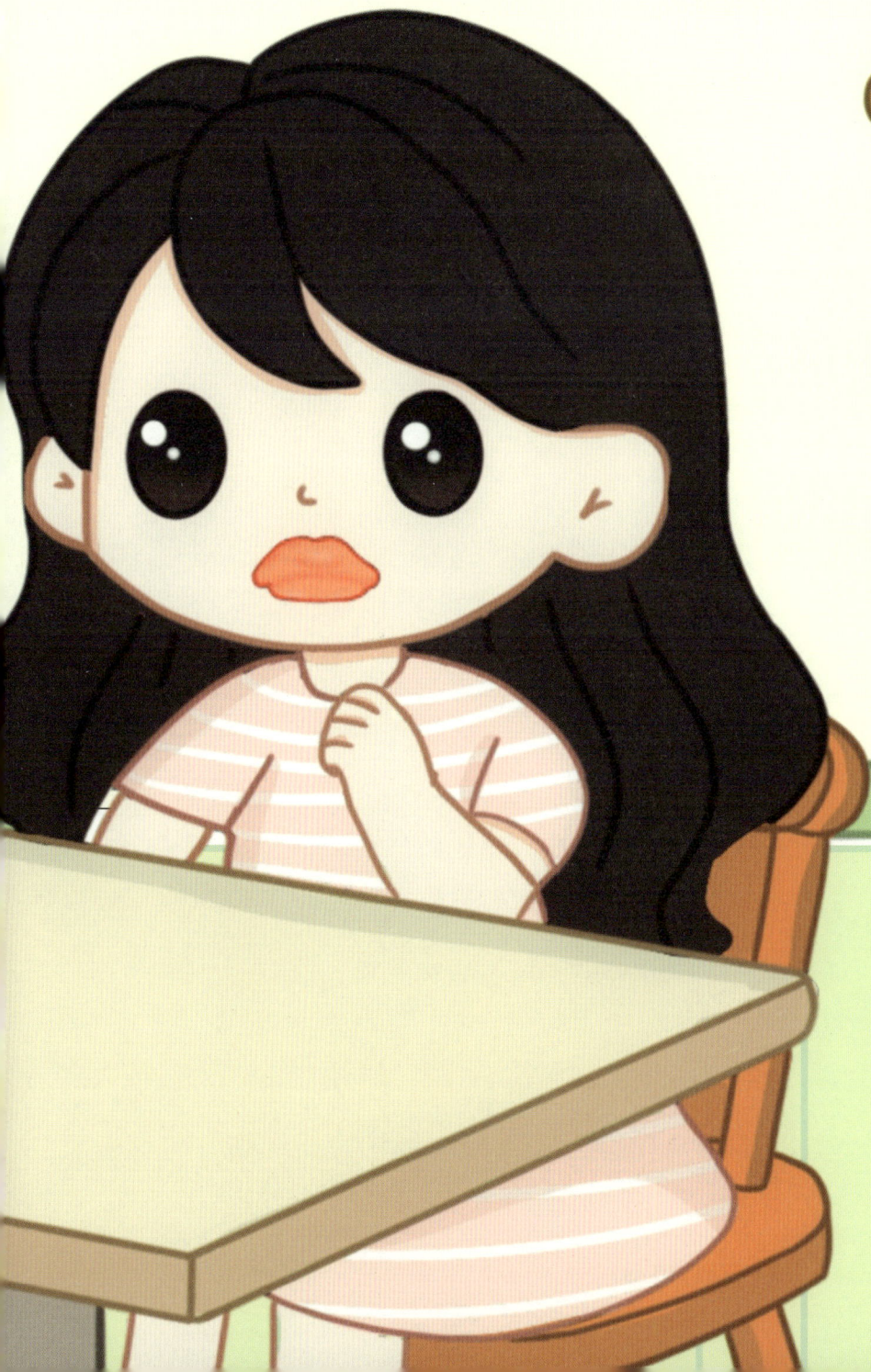

求助智能的"小兔爱萌"~

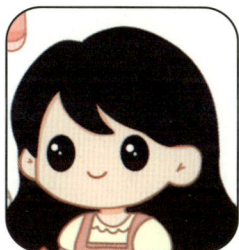

为什么吃了草莓蛋糕以后嘴巴会肿了呢？

"小兔爱萌"提醒您：当您吃了某些食物后嘴巴肿了，那可能是您过敏咯～

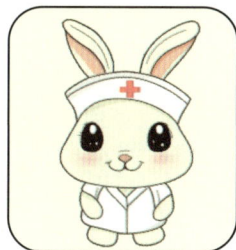

"小兔爱萌"听说过有种病叫作"儿童血管性水肿"哦。快去了解一下吧～

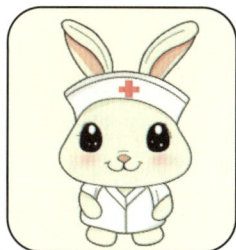

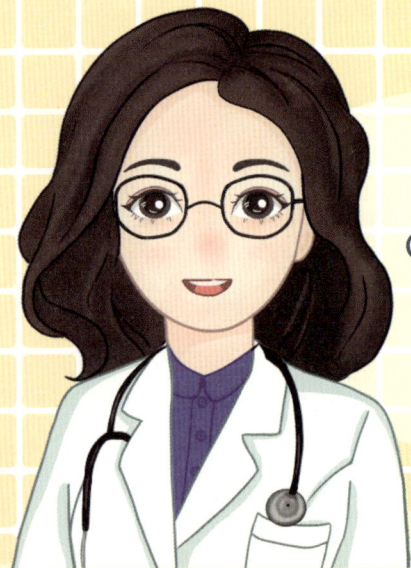

儿童血管性水肿

Pediatric Angioedema

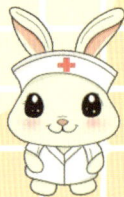

什么是儿童血管性水肿

儿童血管性水肿，又称儿童血管神经性水肿、巨大性荨麻疹。血管性水肿的病变主要是累及皮肤深层，包括皮下组织，多发生在皮肤组织疏松的地方，出现局限性组织水肿改变。

儿童血管性水肿的分类

1.最常见的过敏反应引起的血管性水肿。

2.遗传性血管性水肿，由遗传性 C1 抑制因子缺乏所致，比较少见。

3.比较少见的获得性血管性水肿，由C1抑制剂（该物质是免疫系统的一部分）缺乏或功能异常引起。

3.根据发病是否与物理因素有关：物理性和非物理性荨麻疹。

儿童血管性水肿的诊断标准

根据皮损的特点：疏松组织处（如眼睑、口唇、面部、咽喉、外生殖器等）发生局限的、不可凹性水肿，淡红色或苍白色，即可诊断。

儿童血管性水肿的临床表现

突然出现的急性局限性水肿，水肿部位皮肤黏膜肿胀明显，发亮，但边界不清，呈淡红色或苍白色，多为单发，偶见多发，压后不凹陷。稍有麻木胀感，部分患者有瘙痒、灼热痛，手足肢端可有弥漫性肿胀。一般经2~3天后消退，或持续更长时间，消退后不留痕迹。部分患者可出现呼吸困难、吞咽困难，胃肠不适，有恶心、呕吐，腹泻，腹痛表现。

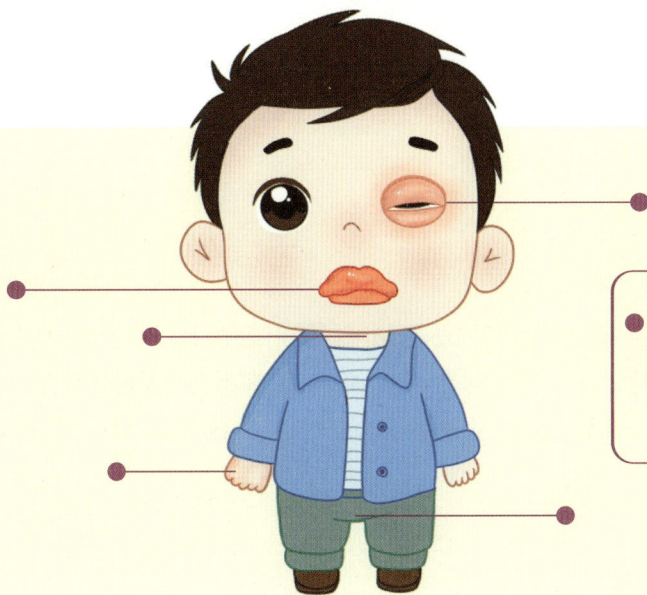

多发部位：
眼睑、口唇、面部、咽喉
手、足、外生殖器等。

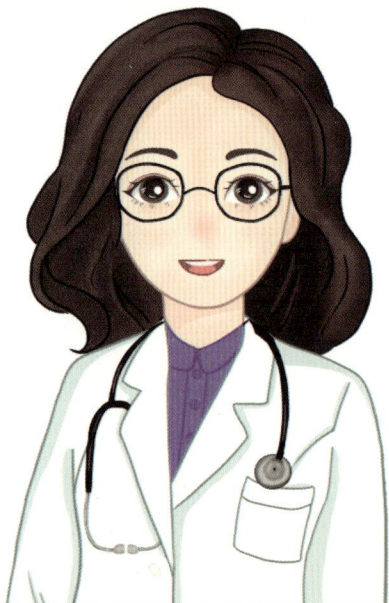

儿童血管性水肿的
那些问题
Questions

○ **血管性水肿是过敏引起的吗？**

　　绝大部分的血管性水肿是由过敏引起的，尤其是口唇部位的血管性水肿，患儿通常伴有荨麻疹。该病中遗传性和获得性血管性水肿，不是过敏的原因，而是基因突变或功能异常导致的，往往有家族史或者疾病史。

○ **血管性水肿会引起呼吸困难吗？**

　　血管性水肿一般不会引起呼吸困难或者休克的严重疾病，但其中发病率较低的遗传性血管性水肿，近半数患者可能会合并有喉头水肿，迅速进展导致呼吸困难或窒息等，如抢救不及时可窒息死亡，致死率高，生活中需要高度重视。

血管性水肿为什么容易误诊？

因该病发病率低，科学普及率低，容易被误诊。四肢水肿常常被误诊为皮肤过敏，或者风湿免疫性水肿，甚至皮肤感染性肿胀；咽喉部水肿误诊为急性肺炎。腹痛容易误诊为阑尾炎、胃肠炎等急腹症。

哪些水肿应警惕遗传性或获得性血管性水肿？

血管性水肿的病因一般都可以找到诱因的，很少需要进一步检查确诊，水肿区域可自行消退且不复发。当出现血管性水肿反复发作且病因不明确，尤其是既往病史中有没有过敏性疾病史、家庭过敏或者其他疾病史，有可能存在遗传性或获得性血管性水肿。

荨麻疹患儿是否会合并血管性水肿？

有研究表明20%的荨麻疹可合并血管性水肿，表现为突然发生的皮肤深层或黏膜水肿，消退时间较久的血管性水肿，出现这种情况往往提示荨麻疹可能出现病情加重了，病程会延长，所以荨麻疹患者应重视是否合并血管性水肿。

Q uestions
儿童荨麻疹的那些问题

○ **儿童血管性水肿和荨麻疹有什么区别？**

首先，两者的病变组织不同，血管性水肿发生在真皮和皮下组织等深部皮肤组织的水肿，荨麻疹发生在皮肤、黏膜浅表皮肤组织。其次，两者的临床表现也有差别，血管性水肿的部位有特殊性，在眼睑、口唇、面部、咽喉、外生殖器等，可不伴有痒感。荨麻疹为全身散布或成片的红色皮肤团块，伴有明显瘙痒。

○ **儿童血管性水肿能自愈吗？**

轻度的血管性水肿可自行消退，或者使用抗组胺类药物后可治愈，不留痕迹。但遗传性血管性水肿因基因突变所致，不能治愈，而且对抗组胺药、糖皮质激素和肾上腺素无效，需用特殊的药物方能改善病情。

○ **儿童血管性水肿能不能根治？**

部分血管性水肿可以根治，如明确食物过敏、药物过敏引起的，避免接触过敏原就可根治。部分血管性水肿不能根治，如明确的过敏原如尘螨等，日常生活中无法避免，但可通过脱敏或减敏治疗控制病情，另外遗传或获得性血管性水肿，可出现反复发作，应病因治疗才能根治。

儿童血管性水肿应与哪些疾病鉴别？

血管性水肿表现为皮肤局限性肿胀，应与以下疾病相鉴别：

1.荨麻疹：风团状皮疹，大小不一，伴有瘙痒，但有部分人员可同时患有荨麻疹和血管性水肿。

2.接触性皮炎：接触部位出现皮肤肿胀、红斑、丘疹、水疱，且伴有剧烈的瘙痒。

3.皮肤软组织感染蜂窝织炎或丹毒：因细菌感染后出现的皮肤红肿痛明显，可伴有发热。

4.面部淋巴水肿：面部潮红、皮温高和肿胀，可合并其他部位感染。

5.自身免疫性疾病：如系统性红斑狼疮、皮肌炎等，可出现面部和眼睑周围的水肿，有时还有手部水肿，可伴有关节疼痛、发热等。

儿童血管性水肿应如何预防？

血管性水肿大部分是过敏所致的，应避免相关的诱发因素：

1. 过敏食物，重点关注鸡蛋、鱼、贝类、坚果和水果。

2. 常见的药物：常见的多种药物，如阿司匹林、血管紧张素转换酶抑制剂和某些阿片类药物，脱敏针。

3. 避免昆虫叮咬等。

4. 反复感染后出现的免疫紊乱。

当发生血管性水肿期间出现声音嘶哑、呼吸困难、憋气等表现需要注意喉头水肿，应立即就医。

儿童血管性水肿的护理要点

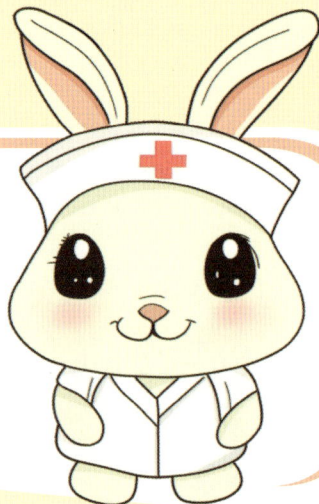

1.部分血管性水肿可以预防，因食物或者药物过敏所致的血管性水肿，应明确过敏原，可进行过敏原筛查，日常中尽量避免再次进食过敏食物或者药物。

2.过度疲劳、熬夜等会导致免疫力低下，精神紧张、压力大会导致自主神经功能不稳定，注意休息，保证充足睡眠，饮食宜清淡，多食蔬菜、水果，忌食海鲜类食物，避免二手烟等。过敏体质患儿生活中注意远离过敏原，如避免接触鱼虾，避免吸入粉尘、花粉等。服用药物时仔细观看说明，防止药物过敏。

3.当出现血管性水肿应穿宽松、质地光滑的棉质衣报，避免热水冲洗，可能会加重局部的水肿和扩大范围。切不可反复搓揉皮肤和皮肤搔抓，以防止皮肤继发感染。

4.当出现血管性水肿的同时伴有喘鸣、呼吸困难、声嘶、胸闷等气道阻塞的报警症状时，应立即就医，进行密切监测，及时救治，以防出现喉头水肿等危及生命现象。

沐浴时需要注意：①水温控制在 35~38℃左右，1次/天或隔日1次沐浴，冬季一周3次，时间在5分钟左右；②可用低敏、无刺激、弱酸性的沐浴露，严禁用力搓澡；③洗完后使用润肤露进行护肤。

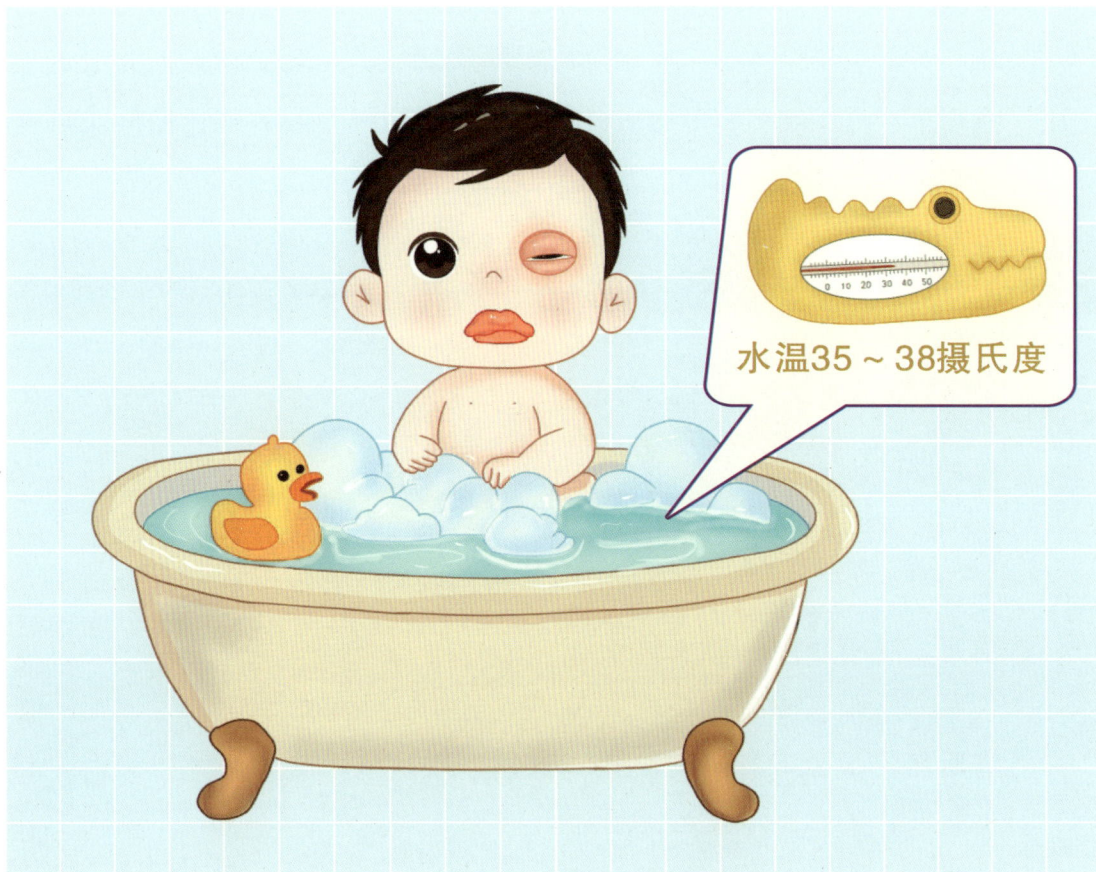

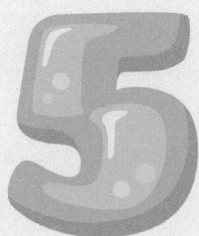

5 其他及严重过敏性疾病

夏天最开心的事情就是游泳啦～

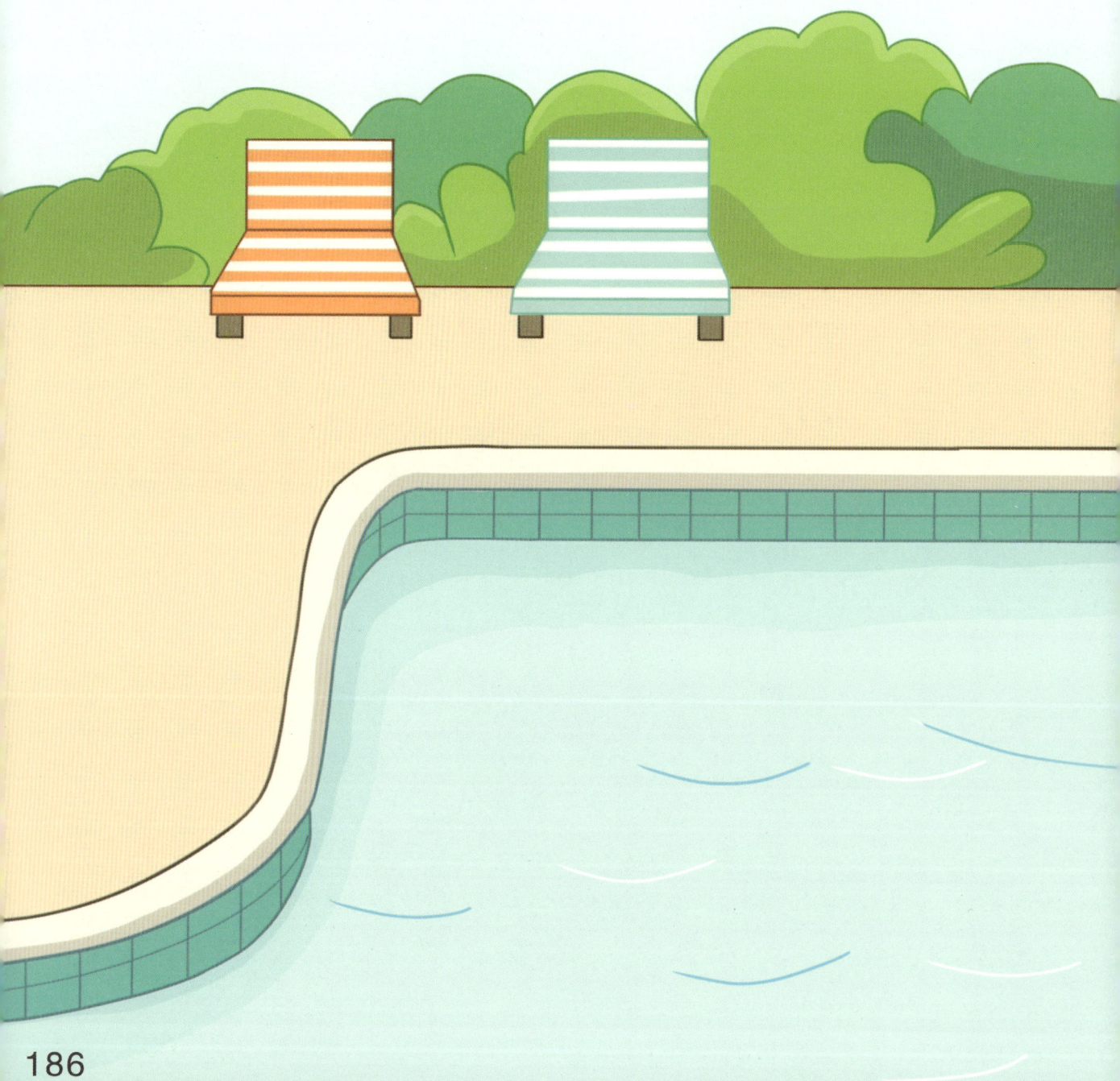

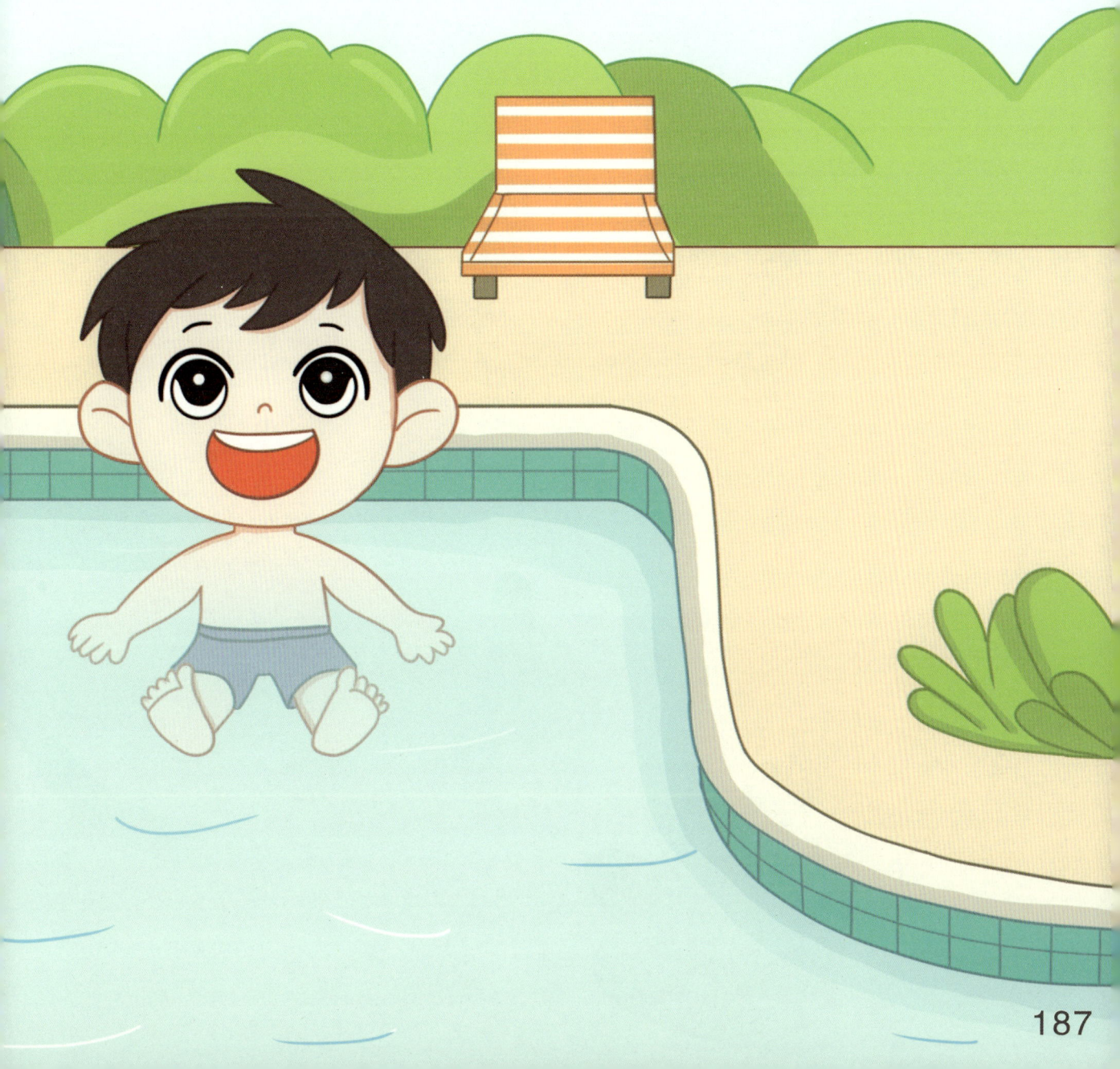

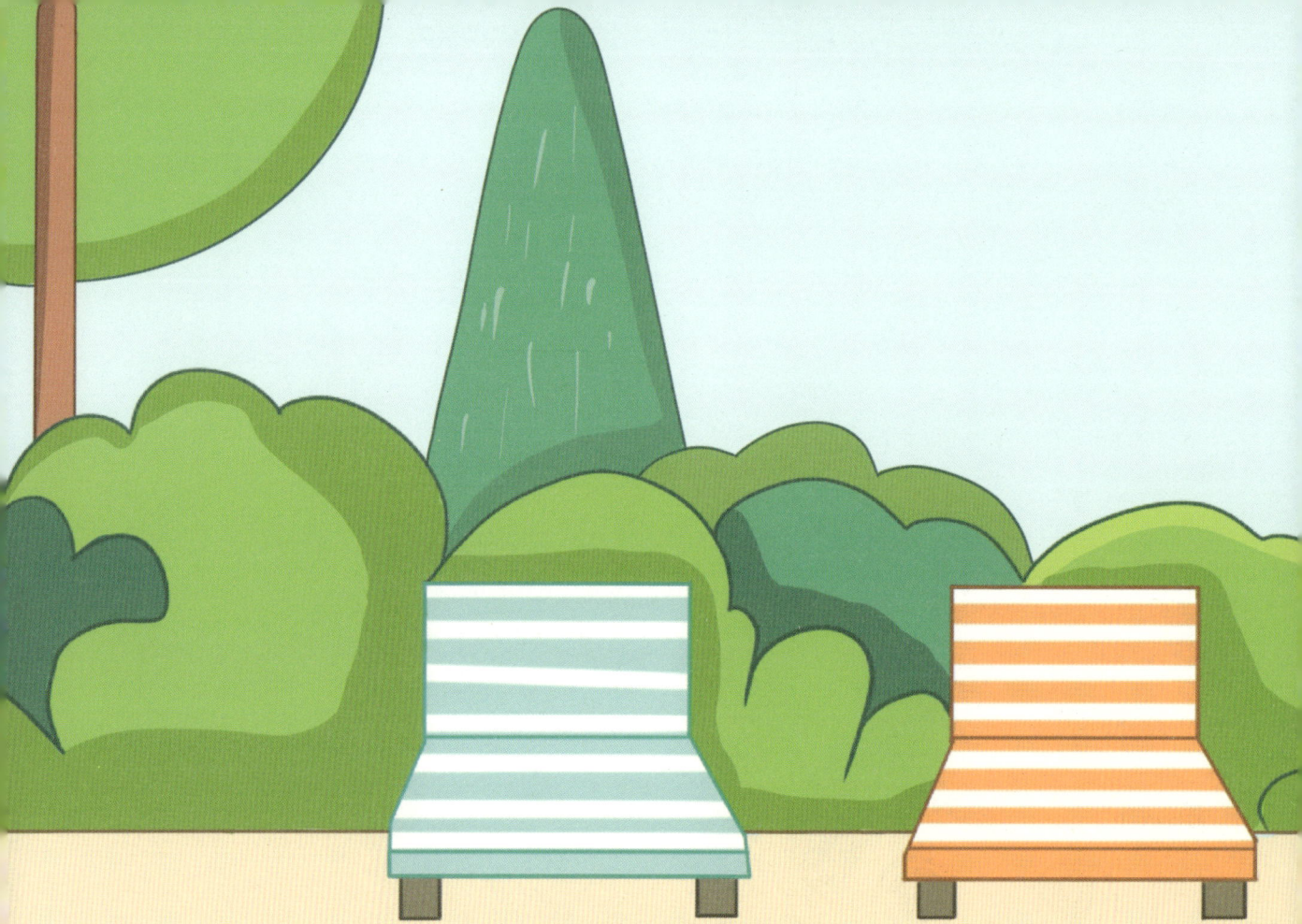
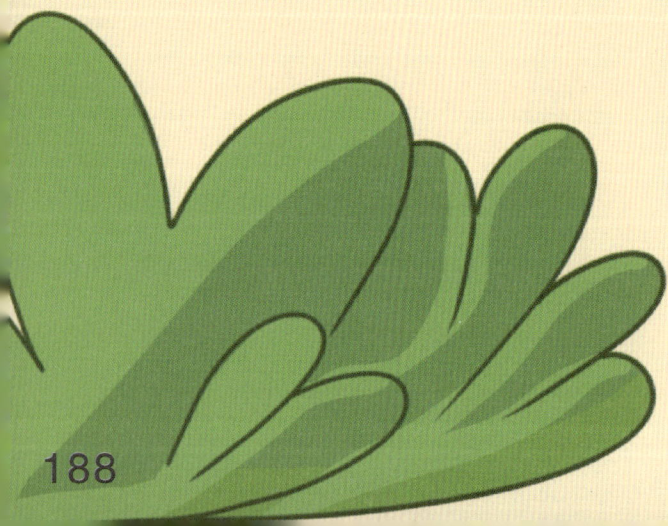

可是游完泳后，我的眼睛怎么好痛，好痒呀？

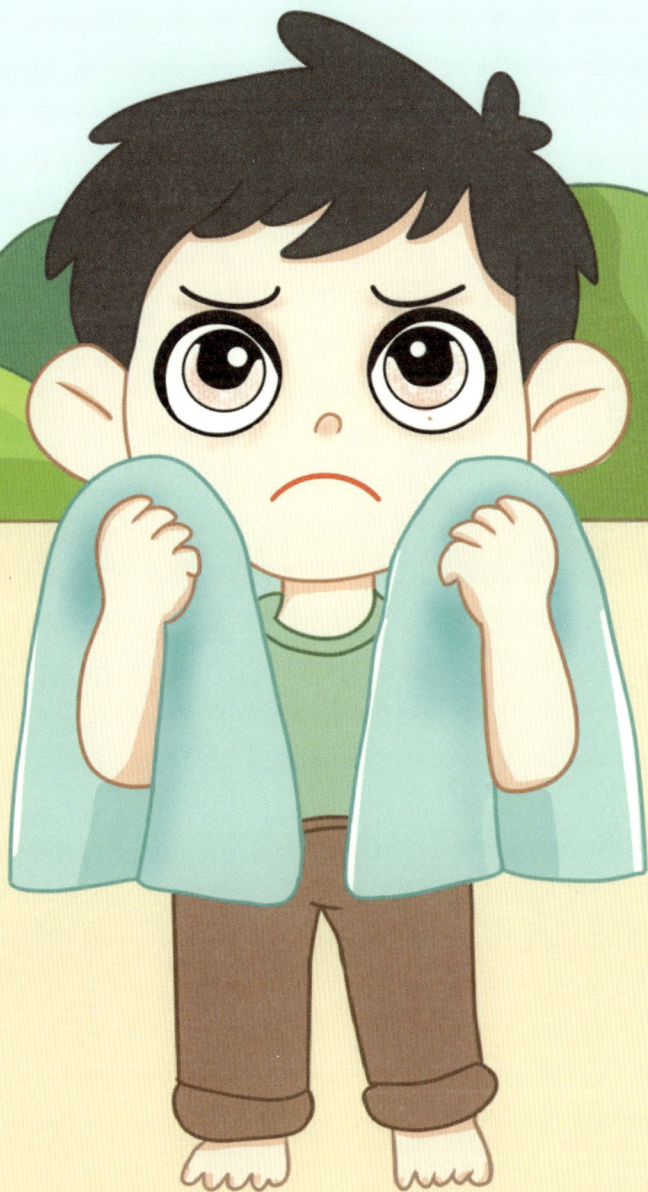

求助智能的"小兔爱萌"~

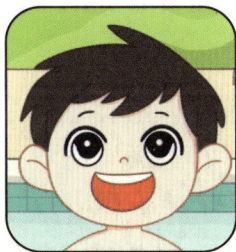

为什么游完泳后，眼睛好痛呀？

"小兔爱萌"提醒您：当您游泳后出现眼睛痛或者痒等，那可能是您过敏咯~

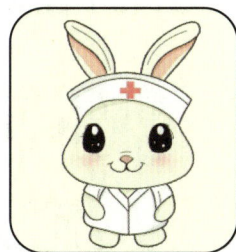

"小兔爱萌"听说过有种病叫作"儿童过敏性结膜炎"哦。快去了解一下吧~

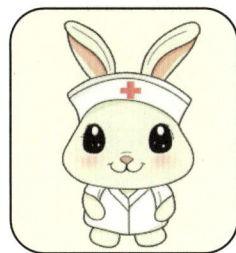

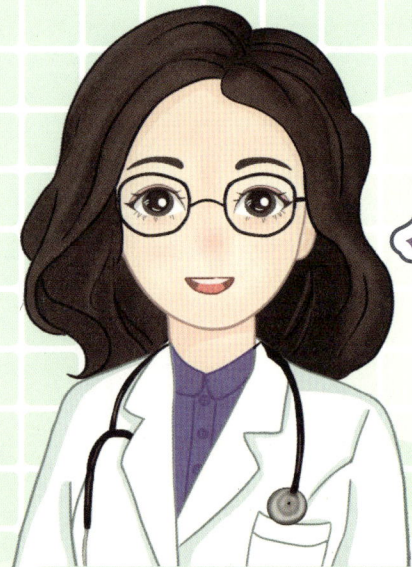

儿童过敏性结膜炎

Allergic Conjunctivitis in Children

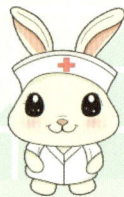

什么是儿童过敏性结膜炎

接触过敏原刺激后眼结膜出现超敏反应所引起的一类疾病，眼部组织的炎症表现为眼红、眼痒、肿胀、流泪和分泌物增多等。

儿童过敏性结膜炎可分为：季节性过敏性结膜炎、常年性过敏性结膜炎、春季角结膜炎、巨乳头性结膜炎和特应性角结膜炎。按照严重程度分级可分为：轻度、中度、重度。

儿童过敏性结膜炎的临床表现

双眼出现强烈瘙痒和烧灼感、眼红、流泪、畏光、眼睑肿胀、眼结膜充血、结膜水肿，严重者可出现角膜上皮损伤、角膜溃疡等。儿童可表现为频繁眨眼、揉眼、歪头视物等，瘙痒后揉擦导致眼睑皮肤发红、肿胀和多褶皱等。

儿童过敏性结膜炎诊断标准

1.有过敏原接触史，过敏性疾病病史，或具有季节性。

2.临床表现：眼红、眨眼、眼痒、流泪、畏光、分泌物增多等。眼部体征：结膜充血、结膜乳头、角膜特异性病变特征。

3.化验提示嗜酸性粒细胞比例或绝对值增高、总IgE高水平或者特异性IgE抗体阳性。眼睑结膜刮片可发现嗜酸性粒细胞。

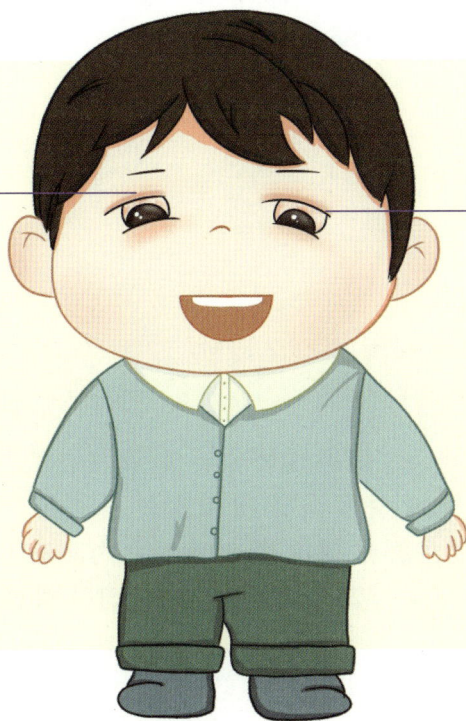

眼睑肿胀

眼结膜充血、分泌物多

畏光、流泪

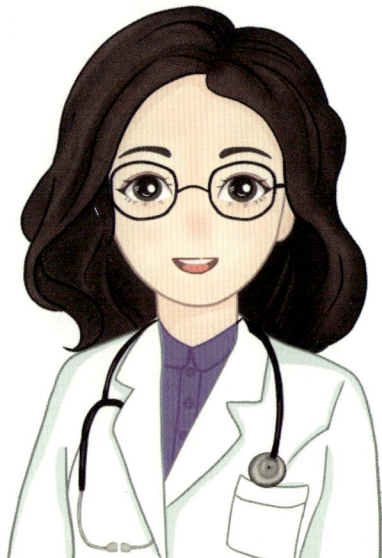

儿童过敏性结膜炎的

那些问题
Questions

○ **儿童过敏性结膜炎是什么原因引起的?**

儿童过敏性结膜炎和其他过敏性疾病一样,引起过敏性疾病常见的致敏原同样会引起过敏性结膜炎,最为多见的还是吸入性过敏原,还有少数患儿是由于食物、药物等过敏所引起的。

○ **季节性和常年性过敏性结膜炎过敏原有什么不同?**

两者的发病规律性不同,过敏原也不同。季节性过敏性结膜炎患儿的过敏原主要是树花粉、草类或杂草类花粉和室外真菌等,发病呈现季节性。常年性过敏性结膜炎的主要过敏原是尘螨、室内真菌和动物皮屑如猫毛、狗毛等,在室内存在为主,与生活环境有密切关联性,常年均可发病。

儿童过敏性结膜炎会出现哪些严重并发症？

儿童过敏性结膜炎一般治疗效果佳，但如果眼睛痒、流泪、红肿等症状持续加重，不及时处理的话，可能会因使劲搓揉眼睛，继发细菌性结膜炎、角膜炎，乃至晶状体脱位等，更为严重的甚至可出现视力下降。

过敏性结膜炎会传染吗？

不会传染，因为致病的原因是过敏而不是感染。如果同一个生活环境中同时出现多人患有过敏性结膜炎，表现为聚集性发病的态势，致病的原因可能是同一个生活环境中接触了共同的吸入性过敏原，如霉菌、化学物质等。

儿童过敏性结膜炎需与哪些疾病相鉴别？

儿童过敏性结膜炎因发病时眼部的表现没有特异性，需与感染性结膜炎、特应性角结膜炎、巨乳头性结膜炎等疾病相鉴别。感染性结膜炎有感染的诱发因素，无过敏病史，眼部分泌物可为脓性，涂片可找到病菌。特应性角结膜炎是慢性、双侧、严重的结膜炎，伴随皮肤特应性皮疹或湿疹。巨乳头性结膜炎是由于长期接触异物，如隐形眼镜后出现。

Q 儿童过敏性结膜炎
uestions

○ **儿童过敏性结膜炎该怎么治疗？**

　　治疗主要是脱离过敏原，如果不明确过敏原可进行筛查，局部及必要时的全身治疗。局部物理治疗如眼部冷敷可缓解症状、人工泪液冲洗和稀释过敏原，眼部用药，抗过敏眼药水或者眼药膏，如盐酸奥洛他定滴眼液等。此外，必要时口服抗过敏药物治疗。

○ **过敏性结膜炎治疗用眼药水分哪几类？**

　　局部治疗眼药水主要分三类：抗组胺类眼药水，如盐酸奥洛他定滴眼液等，起到抗过敏作用；非甾类抗生素眼药水：如双氯芬酸钠、普拉洛芬等，可有类激素的作用；糖皮质激素类眼药水：严重的过敏性结膜炎时使用，如妥布霉素地塞米松滴眼液等，快速缓解症状。

○ **过敏季节该如何预防过敏性结膜炎？**

　　儿童过敏性结膜炎在过敏季节到来前，无法回避过敏原的情况下，可提前两周预防性使用抗组胺和肥大细胞稳定剂类的滴眼液治疗进行抗过敏治疗，直至过敏季节结束，能有效地预防发病和减轻症状，如果患儿合并有其他季节过敏性疾病可口服抗组胺类药物预防性抗过敏治疗。

○ 儿童过敏性结膜炎药物治疗有哪些副作用？

　　儿童过敏性结膜炎最常用的药物是抗组胺药抗过敏，如氯雷他定或西替利嗪，部分儿童有嗜睡、乏力、头痛、胃肠道不适，同时会减少泪液分泌，容易引起或加重干眼症状。局部糖皮质激素眼药水可出现眼压高及视功能损伤，停药后会恢复。另外，局部眼部药物可产生化学刺激而引起不适。

○ 反复发作的过敏性结膜炎什么情况需药物治疗？

　　过敏性结膜炎反复发作，根治比较困难，部分过敏性结膜炎症状比较轻，没有特别的不适，虽反复发作，但能耐受，离开了过敏原即缓解，可以不治疗，可自愈。但如果出现以下情况时需及时用药：①揉眼睛明显，揉眼睛会增加角膜的损伤的风险；②.眼角膜缘充血，说明机体已经通过免疫反应出现免疫沉积，时间长会出现其他过敏炎症反应，需要及时用药控制病情进展。

○ 过敏性结膜炎诊断困难时需要哪些辅助检查？

　　过敏性结膜炎临床诊断主要依靠病史和临床表现，但部分不典型病例还要借助其他辅助检查明确，常开展的检查有眼结膜刮片镜下检查，角膜共聚焦显微镜检查，泪液或血液IgE抗体检测，过敏原激发试验等。

儿童过敏性结膜炎的护理要点

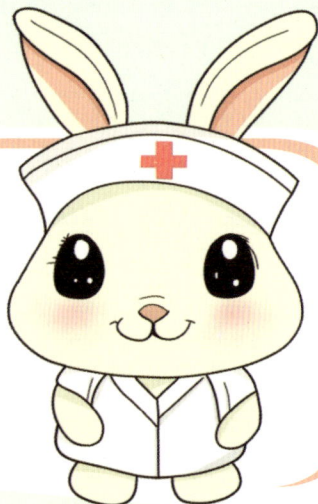

1.眼部用药需掌握正确使用眼药水：应先用肥皂洗手，清洁眼周皮肤，向后仰头，将眼药水距离眼睛1～2cm处滴入眼球近鼻梁处，滴1～2滴，慢慢转动眼球，充分湿润，然后再闭眼几分钟。需注意眼药水瓶口不要碰到睫毛。

2.当过敏性结膜炎急性发作时眼痒难忍，不能反复揉眼睛，手部的细菌和机械摩擦、会加重眼部损伤，可用清洁凉毛巾冷敷眼睛，约20分钟后能有效缓解双眼肿胀、红痒等不适。也可用0.9%生理盐水冲洗眼睛缓解症状。不可热敷，不可随意使用抗菌药物眼药水，可能会破坏眼部菌群，加重疾病。当有畏光时最好在光线较暗的房间休息，避免强光刺激引起的不适，若需外出。建议佩戴墨镜避光。对花粉过敏的结膜炎患儿外出时建议戴上防护眼镜，增加眼部保护屏障。

3.日常中需注意个人卫生和眼睛卫生，经常洗手和洗脸，注意室内卫生、通风和清洁，清除室内灰尘和尘螨等过敏原，经常更换床单、被单和枕套。花粉传播季节或雾霾天气，尽量减少户外活动，尽量减少眼部化妆品，不戴隐形眼镜，减少眼部刺激。

眼药水的正确使用方法

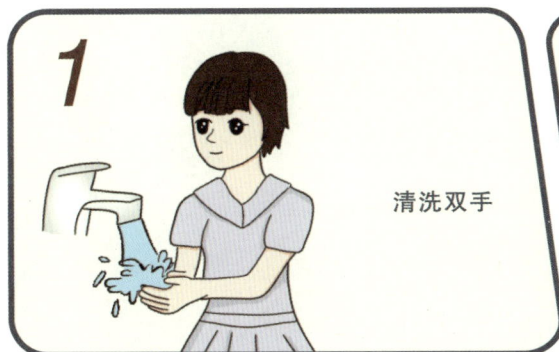

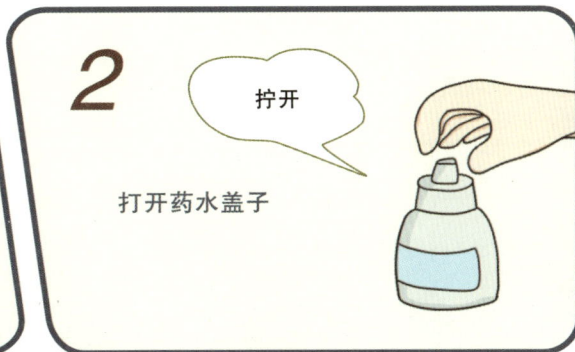

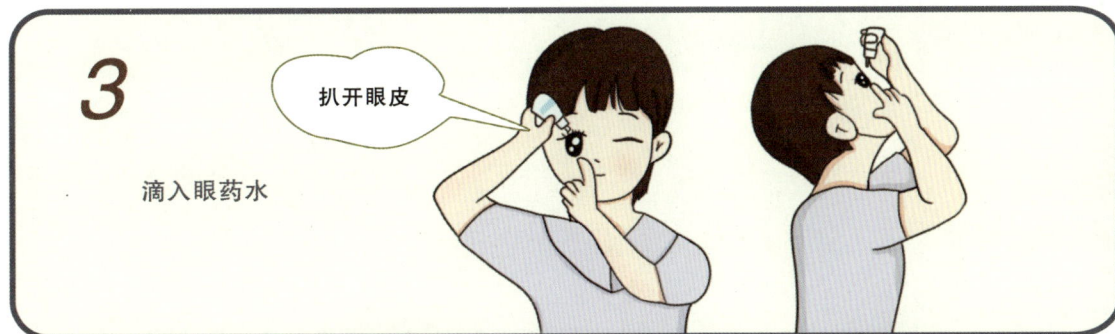

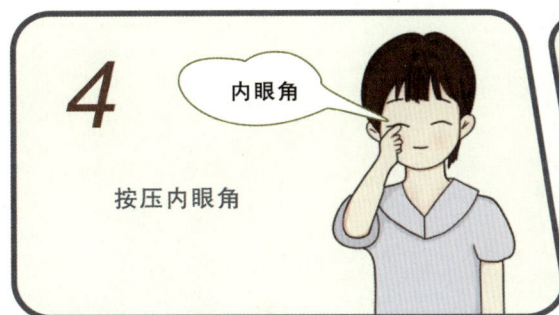

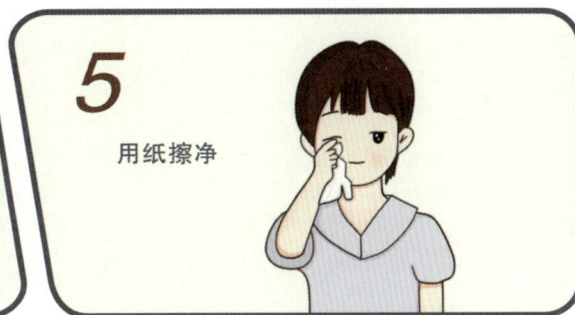

1 清洗双手

2 打开药水盖子 拧开

3 滴入眼药水 扒开眼皮

4 按压内眼角 内眼角

5 用纸擦净

孩子发烧了，给他吃点药吧！

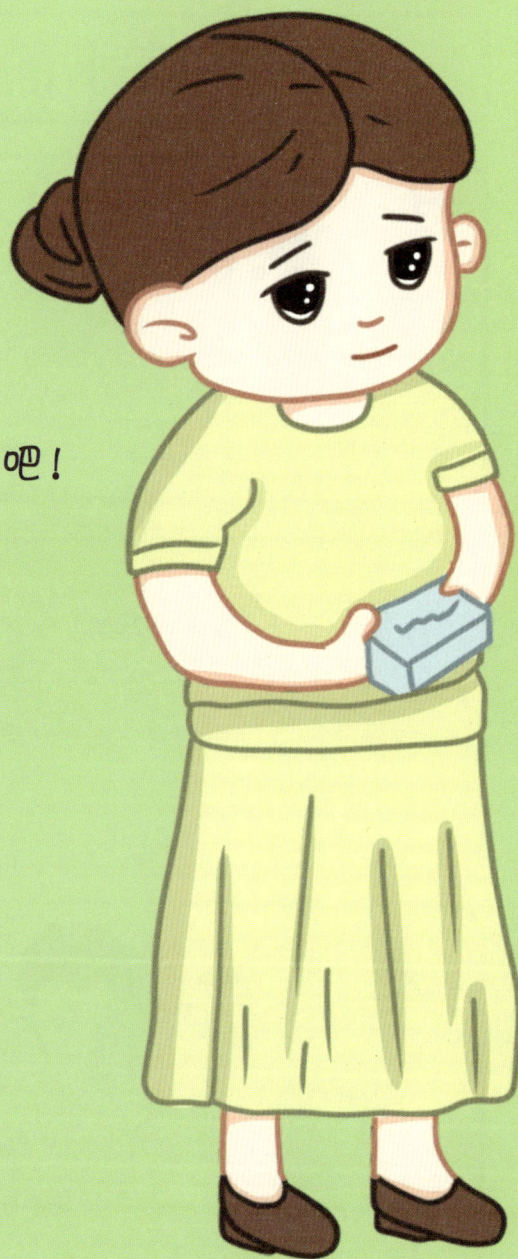

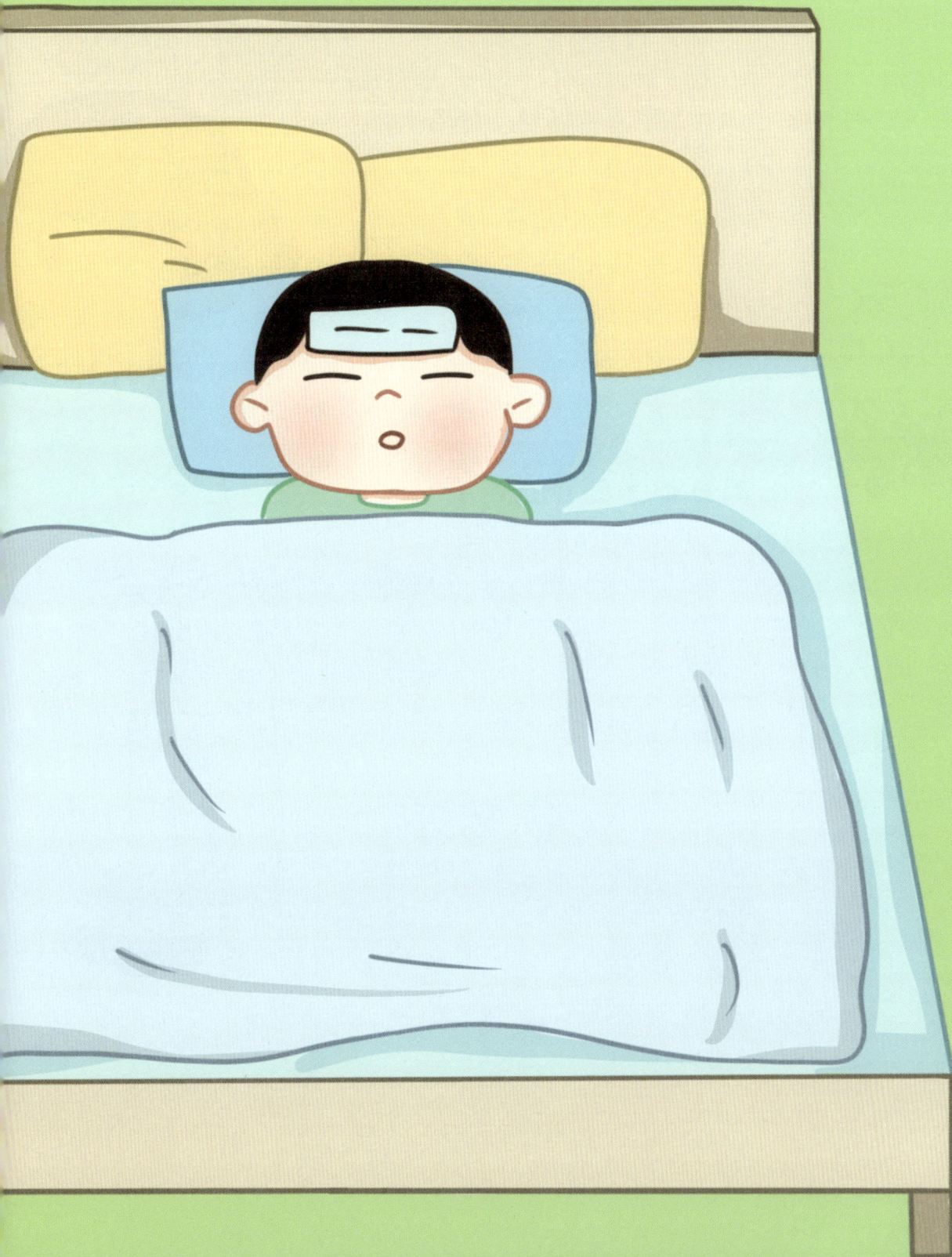

呀？怎么浑身都是红点点呀？

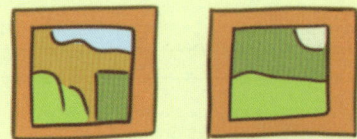

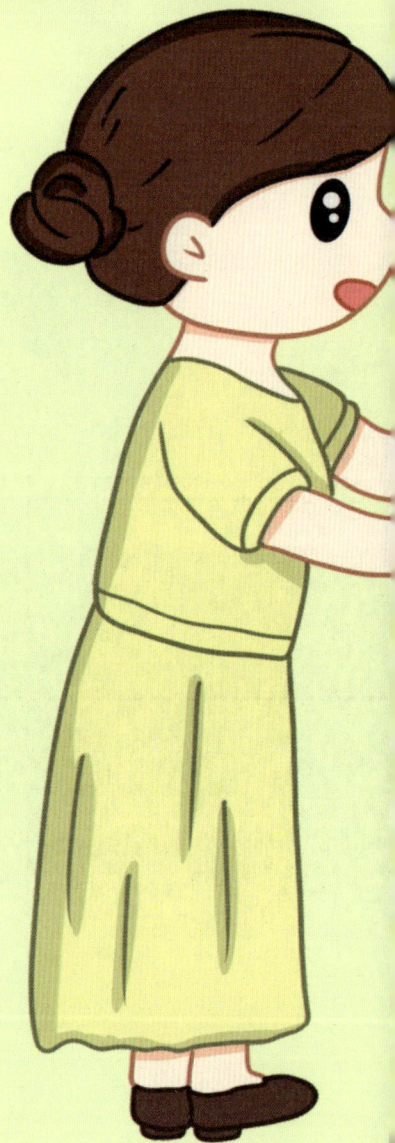

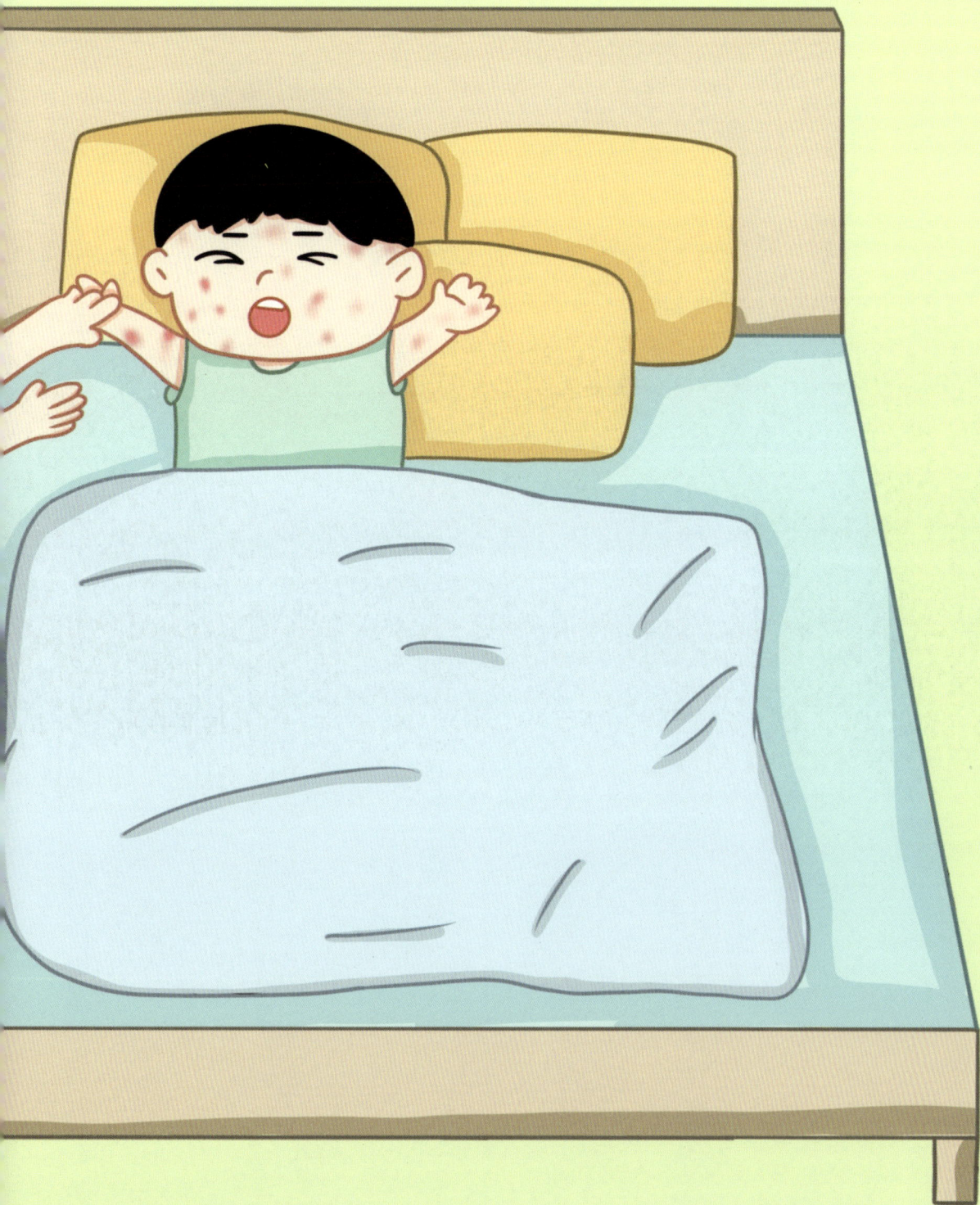

求助智能的"小兔爱萌"~

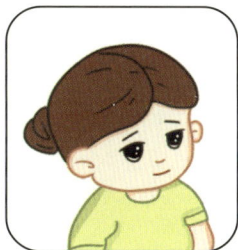

为什么孩子吃了药后长红点点？

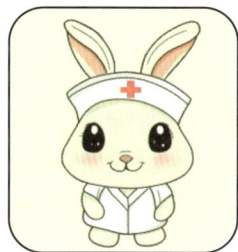

"小兔爱萌"提醒您：当您的孩子吃了药后长红点，那可能是您的孩子过敏咯~

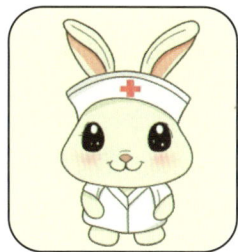

"小兔爱萌"听说过有种病叫作"儿童药物过敏"哦。快去了解一下吧~

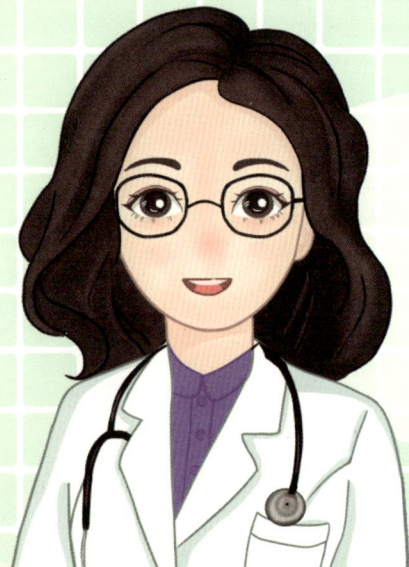

儿童药物过敏

Drug Allergy

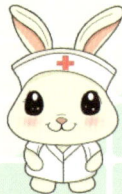

什么是儿童药物过敏

　　儿童药物过敏是指少数具有特殊体质的儿童在使用常用量或低于常用量的药物时，发生的过敏反应，轻者出现皮肤瘙痒、皮疹、发热，重者可引起过敏性休克，甚至危及生命。可分为：①速发型过敏反应：属于Ⅰ型超敏反应，是由IgE介导的过敏反应，最为严重，常在给药后数分钟至1小时之内发生，临床表现为荨麻疹、血管神经性水肿、支气管痉挛、过敏性休克等。②迟发型过敏反应：属于Ⅱ、Ⅲ、Ⅳ型为非IgE介导的过敏反应，通常在给药后1小时直至数天内发生，相对和缓一些，但可累及多脏器损害。

儿童药物过敏的临床表现

　　1.速发型超敏反应主要表现在皮肤黏膜，出现皮肤荨麻疹、血管性水肿、喉头水肿、鼻炎-结膜炎，支气管痉挛、哮喘等严重过敏反应以及过敏性休克。

　　2.迟发型超敏反应主要表现以皮肤症状为主，如多形红斑、迟发性荨麻疹、斑丘疹、固定药疹、也可出现严重的多器官损伤，如血管炎、肝肾功能损害、溶血性贫血、白细胞减少症、血小板减少症等。

儿童药物过敏的诊断标准

药物过敏诊断的根本目的是给患者临床用药提供安全保障，降低患者临床用药风险。当诊断不明确时可进行药物过敏专项评估。

1.通过药物过敏详细的病史采集基本可明确：①药物过敏的临床表现；②基础疾病和伴随因素；③致敏药物的特征；④既往药物过敏史和家族过敏史。

2.如果仍无法明确的，可进行体内试验和体外试验。体内试验是指将患者再次暴露在致敏药物中，观察出现的各种临床表现和局部反应的一项试验。体内试验包括皮肤试验和药物激发试验。体外试验是将患者的血液或其他类型的生物标本，在体外进行生物学测试。

常见的引发过敏反应的药物
1.抗菌药物
2.中成药及中药注射剂
3.放射造影剂
4.抗肿瘤药
5.血液系统用药
6.抗结核药
7.抗病毒药
8.麻醉用药
9.其他专科用药

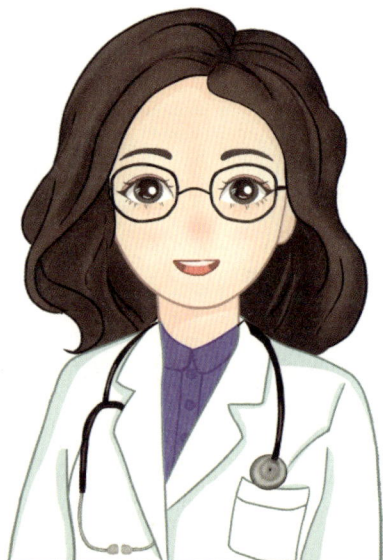

儿童药物过敏的

那些问题
Questions

○ **青霉素皮试阴性后使用青霉素类药物会出现过敏吗？**

　　会的，青霉素皮试是预测青霉素速发型过敏反应最为快捷、敏感和经济的方法，一般来说皮试阴性者仅极小部分患者，大于1%～3%的概率可能发生速发型过敏反应。也就是说青霉素皮试阴性仍会出现速发性过敏反应或迟发性过敏反应。

○ **当过敏的药物是治疗必需的药物时该怎么处理？**

　　当过敏的药物是当前疾病治疗的唯一有效的药物，无其他替代药物或其他替代药物治疗效果不理想时，才考虑对此药物进行脱敏。大多数患者在通过数小时或数天的快速、逐步、递增用药的方式，可以达到对致敏药物的耐受。但随着药物的停止使用，耐受状态会在数小时至数天内消失。因此，在药物脱敏后的治疗整个周期结束后，患者如需要再次使用致敏药物，仍需要再次进行新一轮的药物脱敏，而不能直接接受致敏药物治疗。

是否可以使用抗过敏药物预防药物过敏的发生？

不建议提前使用全身糖皮质激素或抗组胺类等药物作为预防药物过敏的措施。预防性用药可能会掩盖过敏反应的早期表现，从而出现严重过敏反应，同时全身糖皮质激素或抗组胺类药物本身也可出现过敏反应，反而增加了免疫变态反应的风险。

只有通过肌注或静脉注射的药物才会引起药物过敏？

不是的。按给药途径分为口服药物、注射药及局部外用药等。理论上说没有绝对安全的药物，只要药物进入人体，不分用药的途径，都可能发生药物过敏。如雾化吸入药物、皮肤外用药物、肛门塞药等。但是相对来说肌注或静脉注射药物更容易引起过敏。

药物过敏常见于哪些药物？

从严格的意义上来说，任何药物都可能会引起过敏。但临床上常见易过敏的药物分为以下几类。抗菌药物类：如青霉素类、磺胺类、头孢类抗生素等。解热镇痛药类：如阿司匹林、布洛芬、氨基比林、安乃近等。镇静抗惊厥药类：如苯巴比妥、苯妥英钠、氯丙嗪等。其他类：如输血制品、破伤风抗毒素等。

○ 没有用药会不会发生药物过敏？

可能会的。我们日常中进食的动物肉类含有某些药物成分，动物养殖过程中可能有抗菌药物残留，进食后药物同时也进入人体内。同样，植物在种植过程中使用的药物可能未清洗彻底而进入体内，机体对这些药物过敏而产生相应的症状。

○ 药物过敏与药物的用量有没有关系？

没有关系。药物进入体内发生过敏反应与药物用量没有直接关系，药物过敏和药物中毒是两个不同的概念，药物在使用常用量或低于常用量时出现了过敏反应，如果药物不过敏，即使用了超出常用剂量一般也不会发生过敏反应。

○ 服药后晒太阳会不会引起药物过敏？

会的。部分药物具有光敏感性，如喹诺酮类、四环素类、噻嗪类、磺胺类等，儿童常用的药物如米诺环素、复方新诺明等。使用这些药物后同时晒太阳，可能会引起药物过敏，所以服药后应注意防晒。

对某种药物过敏终身都过敏吗?

绝大多数的情况下,曾经发生过药物过敏,再次使用此药时很大可能会发生过敏,甚至严重过敏反应,所以严禁使用曾引起严重过敏反应的药物。但也有极少部分的人群,由于机体免疫力发生了很大的变化,导致免疫耐受或免疫低下,这种情况下可不出现过敏反应。

药物皮试阴性就不会发生过敏吗?

不一定,需要进行皮试的药物往往是存在高过敏风险的,皮试后需要观察30分钟时间,观察期间只能早期预防和控制速发型过敏反应的发生。药物过敏反应还有非IgE介导的迟发型过敏反应,通常在给药后1小时直至数天内发生,所以皮试阴性也有可能出现过敏反应。

发生药物过敏该怎么治疗?

当发生药物过敏时,必须立即停止使用该药,评估病情。药物的给药途径不同,出现过敏的严重分级也不同。口服或者外用药物过敏的儿童,重症倾向较少,给予抗组胺抗过敏药物或者糖皮质类激素即可控制病情。肌肉注射或者静脉注射,出现严重过敏反应的发生率相较其他的更高。当发生呼吸困难、喉炎等严重过敏时应立即使用肾上腺素注射,监测生命体征,以及其他抗过敏治疗。

儿童药物过敏的护理要点

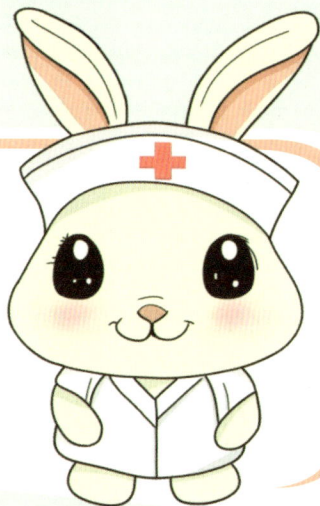

1.药物皮试主要是针对一些过敏风险高的药物进行体内试验，用极少量的药物注入皮肤内，判断是否发生过敏反应。如果注射部位出现风团或者水肿性红斑，说明皮试阳性，说明有可能会发生过敏反应，不能使用这种药物。做药物皮试的时候应在观察区内耐心等待30分钟，切不可自行离开，以免发生严重过敏的危险。

2.掌握明确诊断后再用药的原则，不要随意购买药物，减少不必要的用药。部分药物的存放条件有特殊要求，尤其是光敏感性药物，需要避光放置。要注意控制药物使用的种类，种类越多发生药物过敏的风险越大。使用药物之前尽量了解药物说明书上标注的禁忌症和不良反应，使用时观察是否存在不良反应症状，如有需要及时停药和就医。

3.药物过敏后应保持清淡饮食，避免辛辣、油腻、刺激性食物。多喝水促进新陈代谢，加速过敏物质的排出。避免进食海鲜，海鲜类食物本身就容易引起过敏，避免干扰。避免过咸食物，可加重皮肤渗液。

4.药物过敏重在预防，如出现药物过敏，应记住药物的名称，记录在病案中起到警示作用。在医院就诊时需要告诉诊治医生，避免药物之间的交叉过敏反应。

药物储存小知识

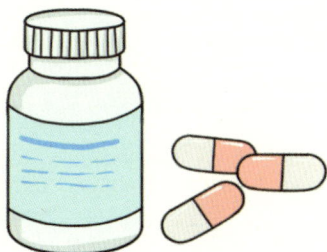

注意查看药物生产日期及有效期。

温度管理：大多数药物都需要在干燥、阴凉的环境中储存，避免阳光直射。理想的温度范围通常是10～30℃。然而，有些特殊药物，如某些生物制品和疫苗，需要在低温环境下，通常是2～8℃。

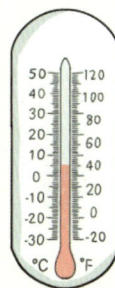

！ 注意：如某些药物标注对光敏感，阳光或强光可能导致它们分解，就需要注意避光保存。

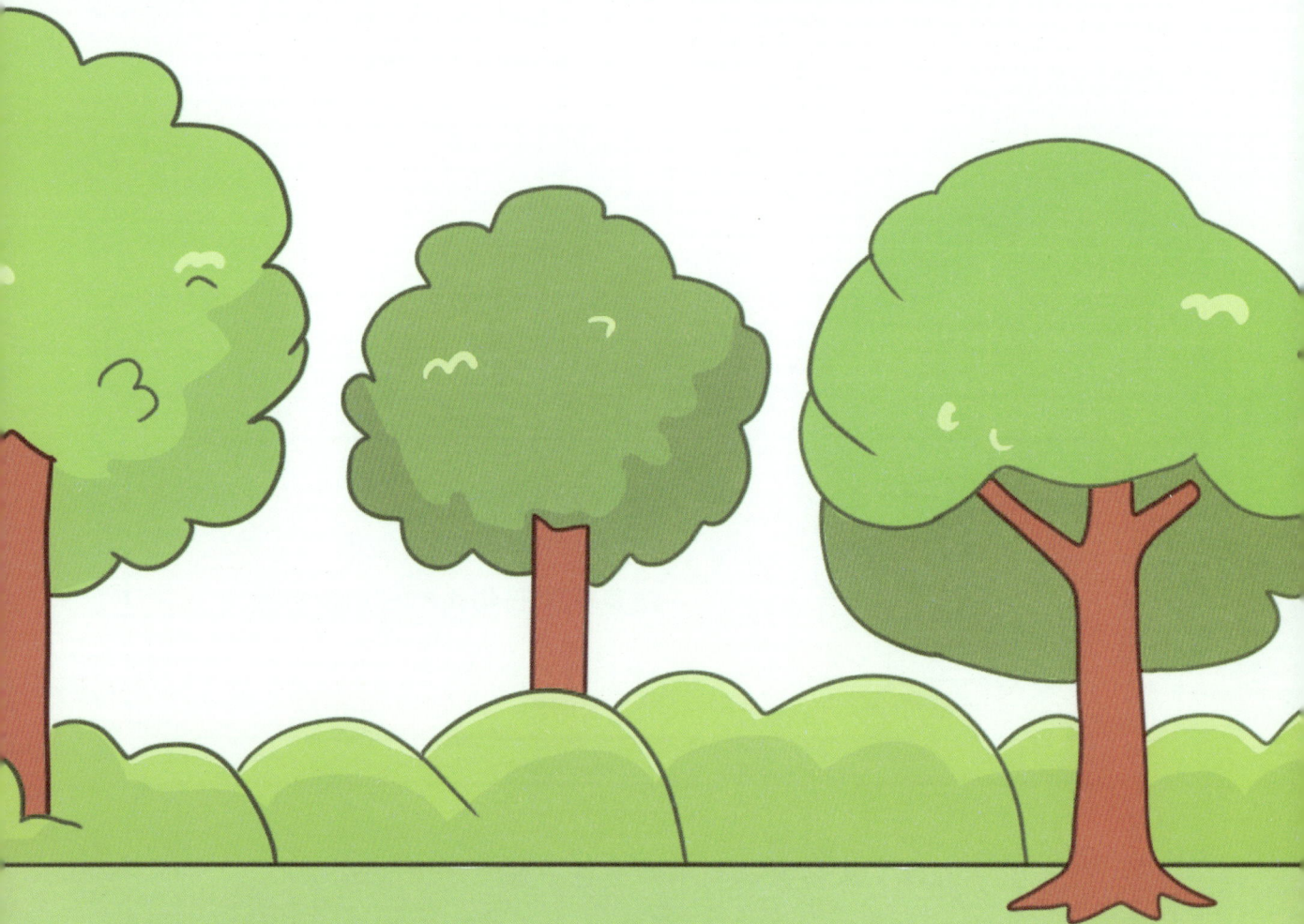

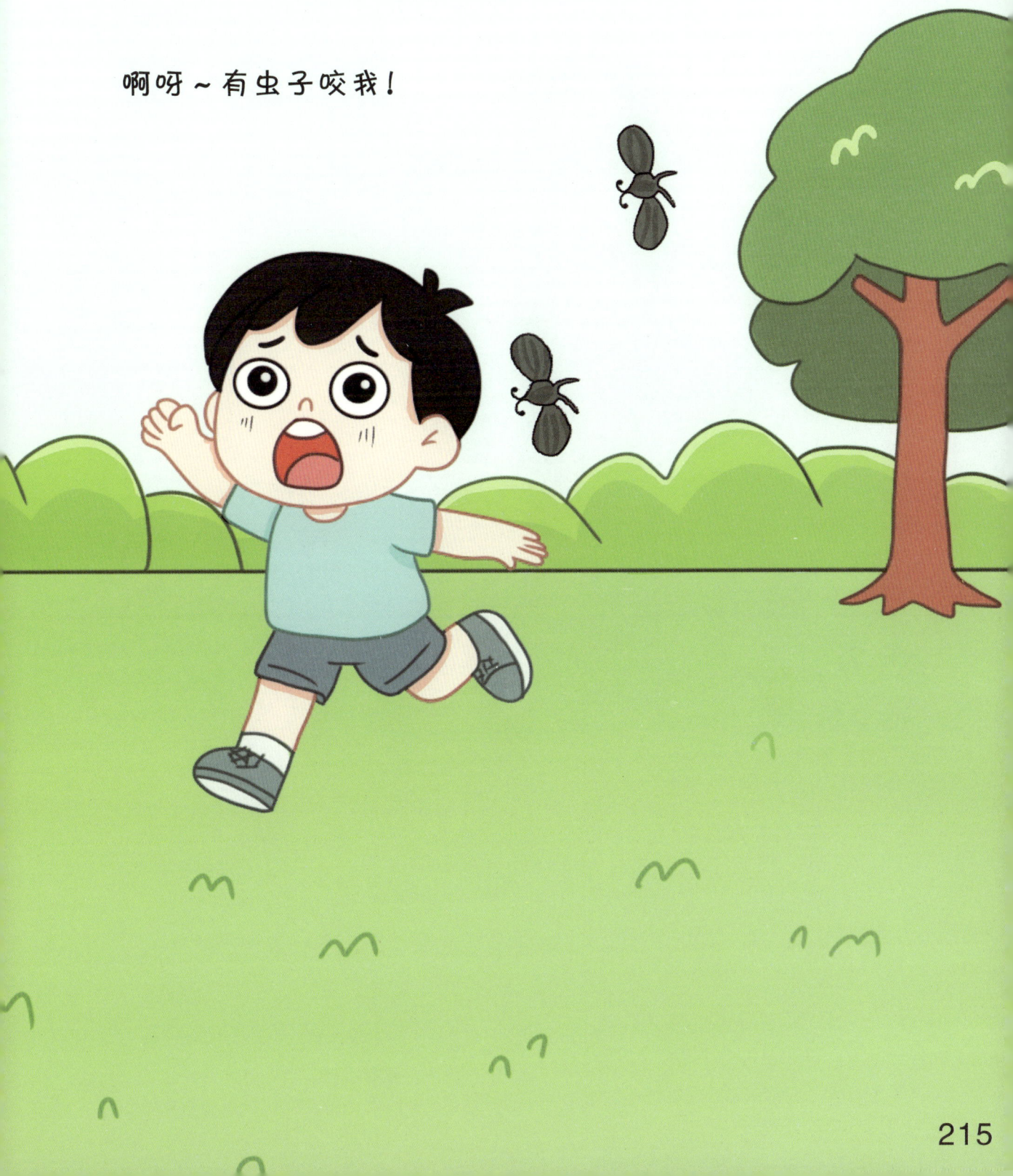

啊呀～有虫子咬我！

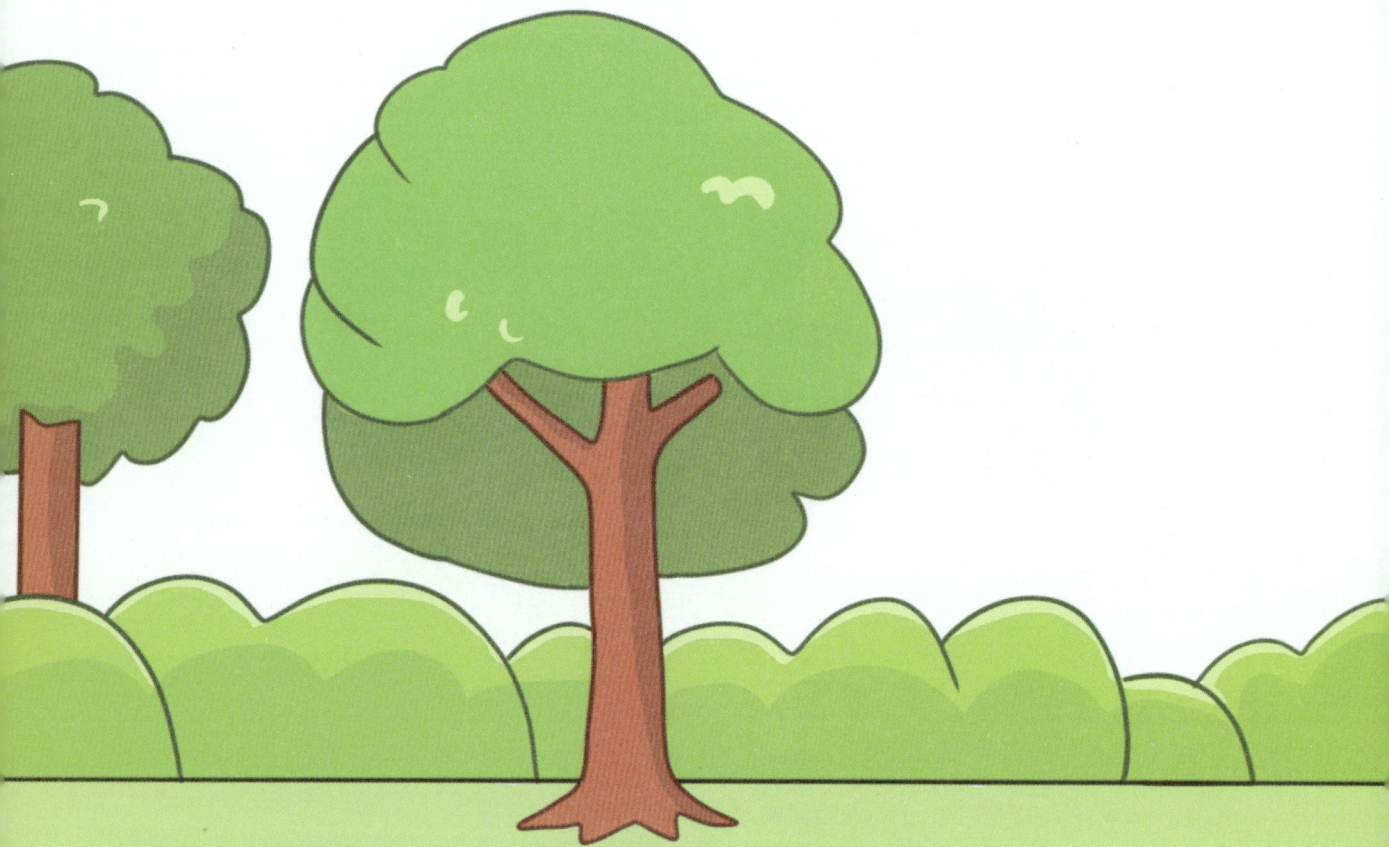
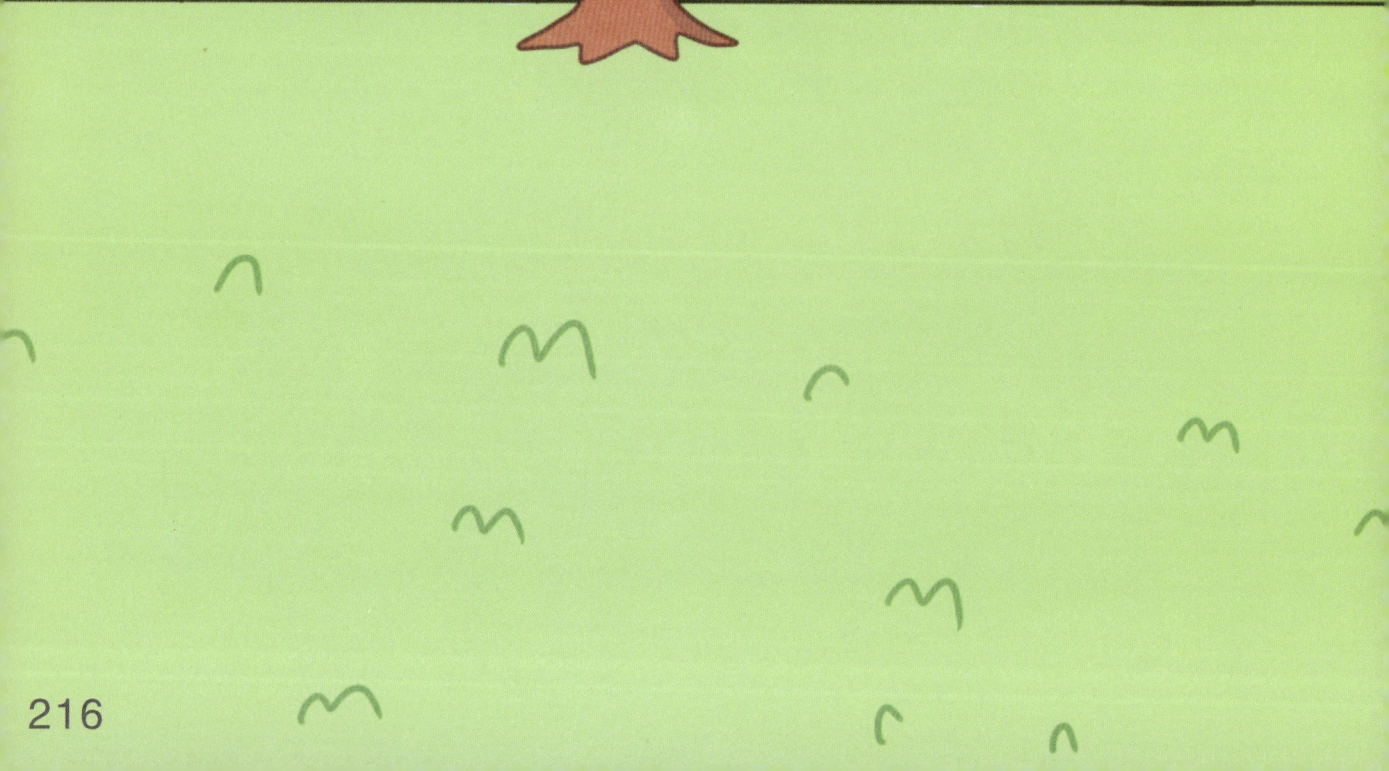

啊呀～不能呼吸了！

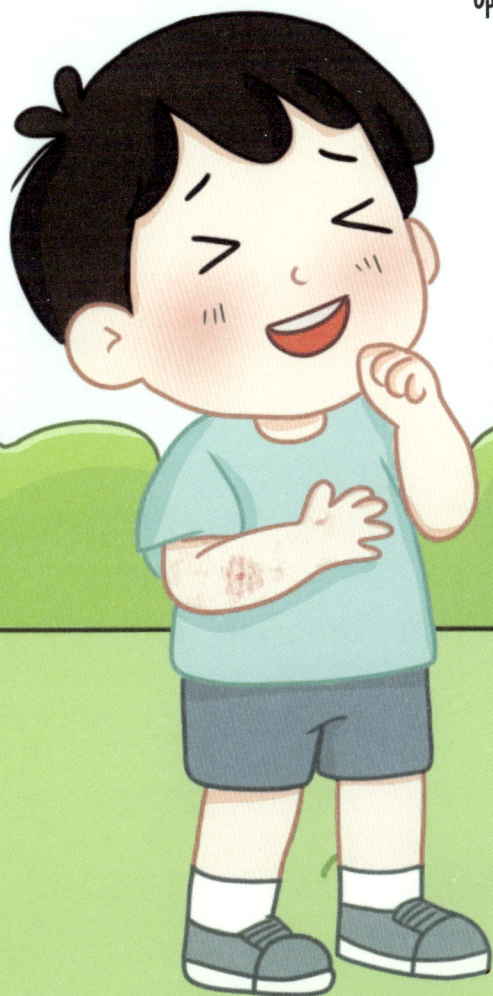

求助智能的"小兔爱萌"~

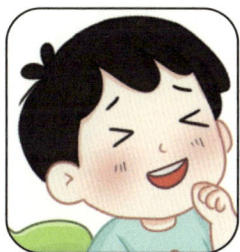

为什么被虫咬了以后不能呼吸了？

"小兔爱萌"提醒您：当您被虫咬后开始呼吸困难，那可能是您过敏咯~

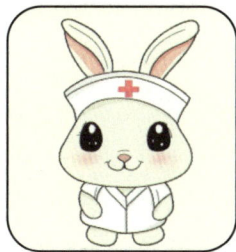

"小兔爱萌"听说过有种病叫作"儿童严重过敏反应"哦。快去了解一下吧~

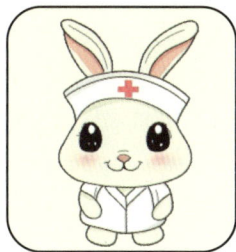

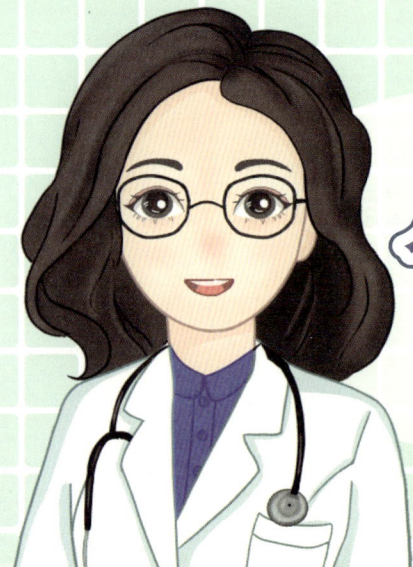

儿童严重过敏反应

Severe Anaphylax is in Children

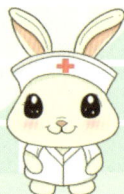

什么是儿童严重过敏反应

儿童严重过敏反应是一种发病迅速、严重，甚至危及生命的急性过敏反应，可累及全身多个系统，皮肤黏膜皮疹、红肿，少数可仅表现为呼吸系统或心血管系统症状体征，如严重的有上气道梗阻、气道痉挛及低血压等。

儿童严重过敏反应的分级

Ⅰ级：皮肤黏膜系统症状:皮疹、瘙痒或潮红，唇舌红肿或麻木等。胃肠系统症状：腹痛，恶心、呕吐等。

Ⅱ级：呼吸系统症状：胸闷、气短、呼吸困难、喘鸣、支气管痉挛、发绀、呼气流速峰值下降、低氧血症、血压下降等。

Ⅲ级：神志不清、嗜睡、意识丧失，严重的支气管痉挛或喉头水肿、发绀、重度血压下降、大小便失禁等。

Ⅳ级：发生心跳或呼吸骤停。

儿童严重过敏反应的诊断标准

主要依据为详细的发作史，数分钟至数小时内接触所有暴露的已知或可疑变应原、可疑环境后出现的临床表现。

1.急性发作的皮肤黏膜症状：全身荨麻疹、瘙痒或潮红、唇-舌水肿，并伴发以下至少1种症状：①呼吸道症状：呼吸困难、喘息胸闷、低氧血症。②血压下降或晕厥、尿便失禁。③严重的胃肠道症状：剧烈腹绞痛、反复呕吐。

2.暴露已知或可疑的过敏原后，无典型的皮肤黏膜症状，出现急性血压下降或支气管痉挛或喉头水肿，表现头晕、吞咽困难，气喘，喉鸣，胸闷等。

儿童严重过敏反应的临床表现

接触过敏原后数分钟至数小时突然发作，可累及多个器官系统，累及皮肤及黏膜表现为广泛性荨麻疹、口唇水肿、眼周肿胀，累及呼吸系统可出现鼻塞、声嘶、胸闷气喘、呼吸困难，累及消化系统可出现为恶心、剧烈呕吐、腹泻和痉挛性腹痛，累及心血管系统可出现晕厥、心律失常和低血压等。

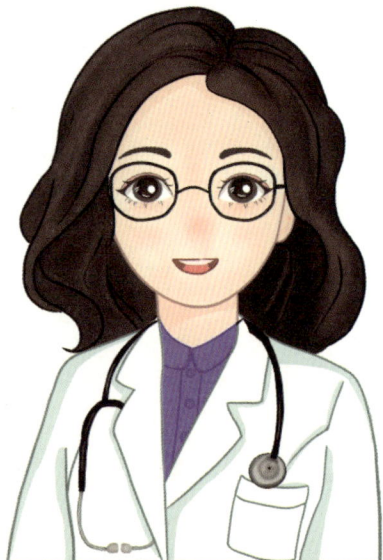

儿童严重过敏反应的

那些问题
Questions

○ **儿童严重过敏反应的诱因有哪些？**

儿童严重过敏反应最常见的诱因是食物，昆虫叮咬、药物性过敏相对于成人较为少见。婴幼儿最常见过敏食物是牛奶、鸡蛋；青少年最常见过敏食物为小麦，花生、坚果、贝类、鱼也是常见过敏食物。吸入性物质、皮肤接触物、化学物品、药物等也是严重过敏反应的过敏原。

○ **儿童发生严重过敏的个体危险因素有哪些？**

儿童严重过敏反应的个体危险因素重点要关注过敏性疾病史，包括有严重过敏反应病史；患有哮喘、花粉症、严重湿疹或特应性皮炎、慢性荨麻疹；过敏食物为花生、坚果或者有多种过敏原。部分特殊用药会增加严重过敏反应概率，如阿司匹林可增加运动诱发严重过敏反应。婴幼儿个体危险因素包括患有毛细支气管炎、反复发作喘息、先天性心脏病、湿疹病史。

如何早期识别严重过敏反应？

儿童严重过敏反应早期识别非常重要，可以降低致死率，特别是有过敏体质或过敏性疾病史的儿童。暴露于已知或可疑变应原后数分钟至数小时内，使用注射性药物后，快速出现头晕，畏寒、声嘶、胸闷腹痛、呕吐、气喘，甚至表现为窒息或者濒死感，监测时可出现血压下降、心率快、低血氧、呼吸困难等表现，应及时救治。

发生严重过敏反应该如何治疗？

因严重过敏反应存在随时可威胁生命，必须争分夺秒采取急救措施，治疗原则是尽早使用肾上腺素肌注，同时将患儿送往附近的医院急诊。抗组胺药和糖皮质激素仅作为辅助治疗药物，不能单独使用来治疗严重过敏反应，更不能替代肾上腺素的治疗，部分有严重过敏反应的儿童家中建议配备肾上腺素自动注射器应急使用。

发生严重过敏反复该如何使用肾上腺素？

当发生严重过敏反应时使用肾上腺素没有绝对禁忌症，首选用药途径为大腿外侧肌注，不推荐皮下注射，因为在发生严重过敏反应时皮下组织血液循环量不足，不利于药物吸收和起效，而且肌注操作起来简单方便。

Q 儿童严重过敏反应
Questions

○ **输液时出现哪些情况需要注意严重过敏反应?**

当输液时出现以下三点表现一定注意,可能出现严重过敏反应:①输液时出现手、胸背部痒和皮疹。②输液时出现气喘、胸闷,透不过气来或者窒息感。③输液时出现心跳加快,手脚发凉、出冷汗,自主意识慢慢减退。出现上述情况应立即关闭输液器,紧急呼叫医护人员。

○ **对小麦有严重过敏反应的儿童应该怎么预防?**

对于常见食物中小麦过敏的儿童需要警惕食物及食物添加剂的成分,有包装的食品上面标注的成分,重点关注致敏物质,含有小麦及麸质类物品应严格回避。随身配备好肾上腺素注射器,必要时备好2支应急处理,血氧仪监测,如果反应出现呼吸困难、气喘可吸入沙丁氨醇雾化液解痉。

○ **出现哪些情况应随身携带肾上腺素自动注射器?**

肾上腺素自动注射器作为严重过敏反应的急救给药装置,适用的人群有:①既往有明确过敏原或者不明原因的严重过敏反应。②既往有运动诱发的严重过敏反应。③患儿同时存在不稳定或中–重度持续性哮喘和食物过敏。④未治疗的膜翅目昆虫毒液过敏患者,或者治疗后仍未控制的患儿。

如何预防严重过敏反应？

预防严重过敏反应的最好方法是远离引起这种严重过敏反应的物质。加强健康宣教，可佩戴医疗警示项链或手环明确标注过敏物质；如食物过敏应进行食物回避；如昆虫叮咬后过敏，外出时穿长袖衬衫和裤子，不要赤脚在草地上行走，不要穿色彩鲜艳的衣服，随时备好处方药急救箱，如肾上腺素自动注射器等。

严重过敏反应出现喉头水肿该怎么处理？

过敏性喉头水肿发病迅速、发展快，喉阻塞严重者可窒息死亡，需保持呼吸道通畅，可以通过药物治疗，如抗组胺类药物进行抗过敏治疗，雾化吸入如布地奈德皮质类固醇吸入减轻喉部水肿。如果面唇青紫、吸入性呼吸困难、躁动不安等不适症状，应立即进行吸氧。如果仍不能改善缺氧，呼吸困难明显，必要时应选择合适的气管插管、紧急气管切开术、环甲膜切开术或环甲膜穿刺术等措施。

严重过敏反应与哪些疾病相鉴别？

发生了严重过敏反应临床会出现涉及多个系统的表现，诊断方面需要鉴别的疾病有哮喘急性发作、晕厥、异物吸入、癫痫发作、食物中毒、肺栓塞以及其他精神心理性疾病，如焦虑或恐慌发作、过度换气等，需要询问详细的病史和快速的辨别。

儿童严重过敏反应的护理要点

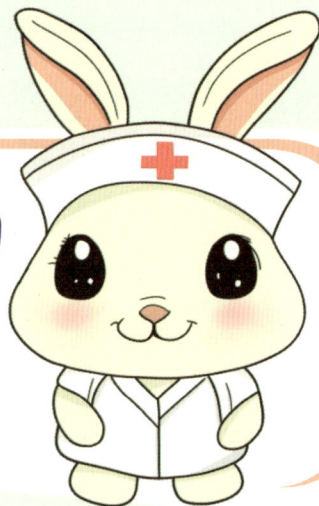

1.应尽量查明可能的诱因，回避过敏原，告知患儿及其监护人如何避免患儿过敏的食物，患儿家属应养成进食前查看食品包装上配料表的习惯。患儿避免接受他人分享的食品，尽量在家中吃饭，减少外出就餐，外出就餐时也提前告知餐厅患儿需忌口的食材。上幼儿园或上学的患儿，家长应明确告知教育机构患儿过敏的食物，以最大程度地降低意外误食过敏食材的风险。

2.如果药物过敏病历中明确记载确切的药物过敏史，应严格避免再次使用，也应避免使用有交叉过敏的药物，可选择结构不同的另一类药物替代。昆虫蜇刺曾引起严重过敏反应的患儿，应减少去野外活动；同时避免在户外吃饭、使用香水或穿色彩鲜艳的服装，以降低再次被蜇的风险。

3.掌握严重过敏反应的急诊处置方案，当患儿发生疑似严重过敏反应时，应尽可能迅速脱离过敏原，平躺位，可以颈背部向上倾斜15°。如有呕吐，应保持头部偏向一侧，并清除口腔异物，以防止误吸呕吐物导致窒息。并教会家属如何准确使用肾上腺素，定期随访评估过敏和耐受状态。

肾上腺素注射器使用方法

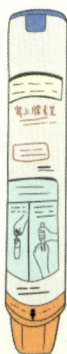

用于严重过敏反应时的急救

1 拔出安全盖

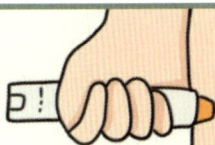

2

用力按下注射器
听到"卡"声后停止3秒

注意：固定大腿，将注射器的橙色端抵住大腿外侧
(隔衣裤或直接接触皮肤均可)。

啊呀～身上好痒啊！我要快点跑回家洗澡～

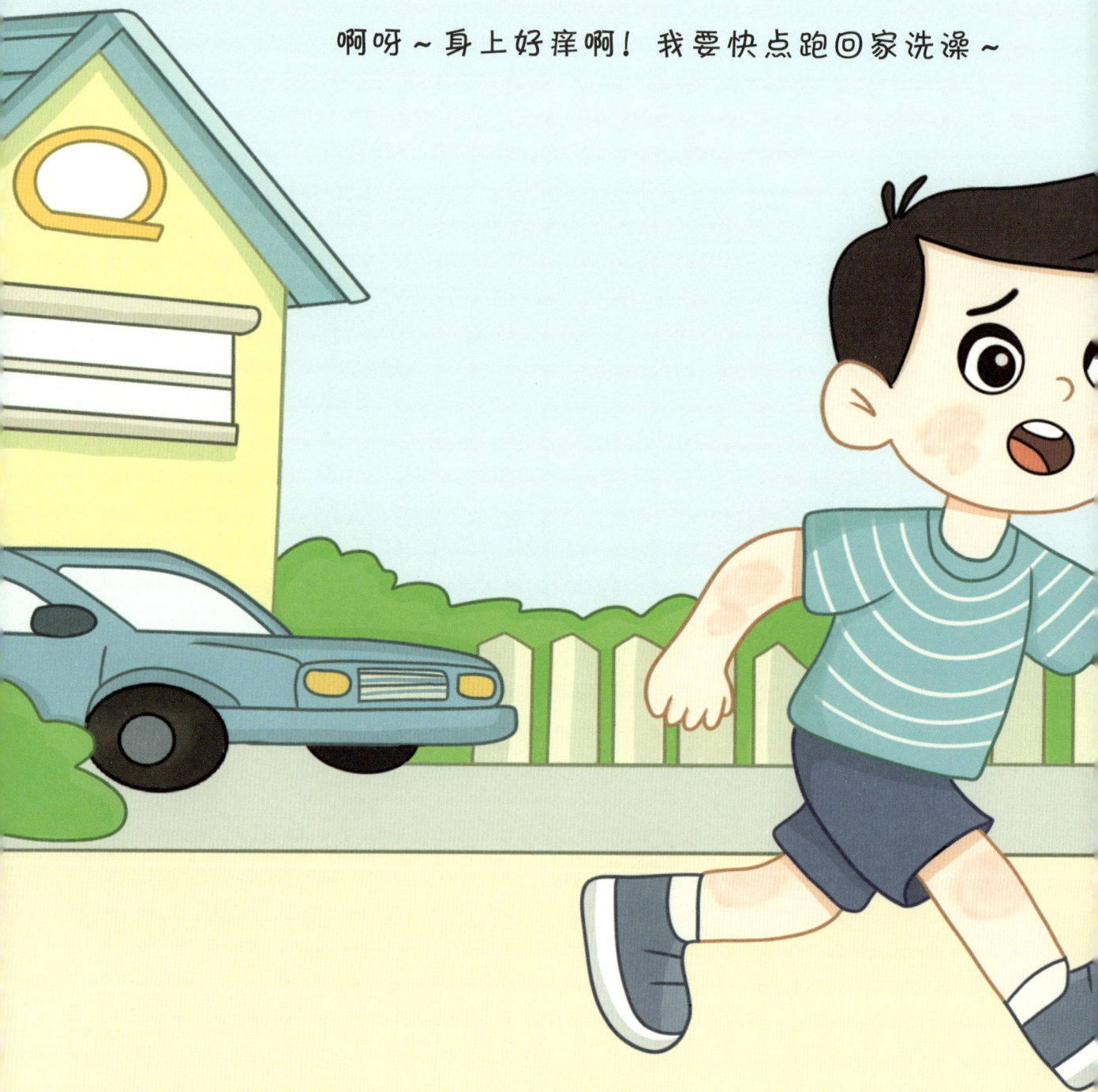

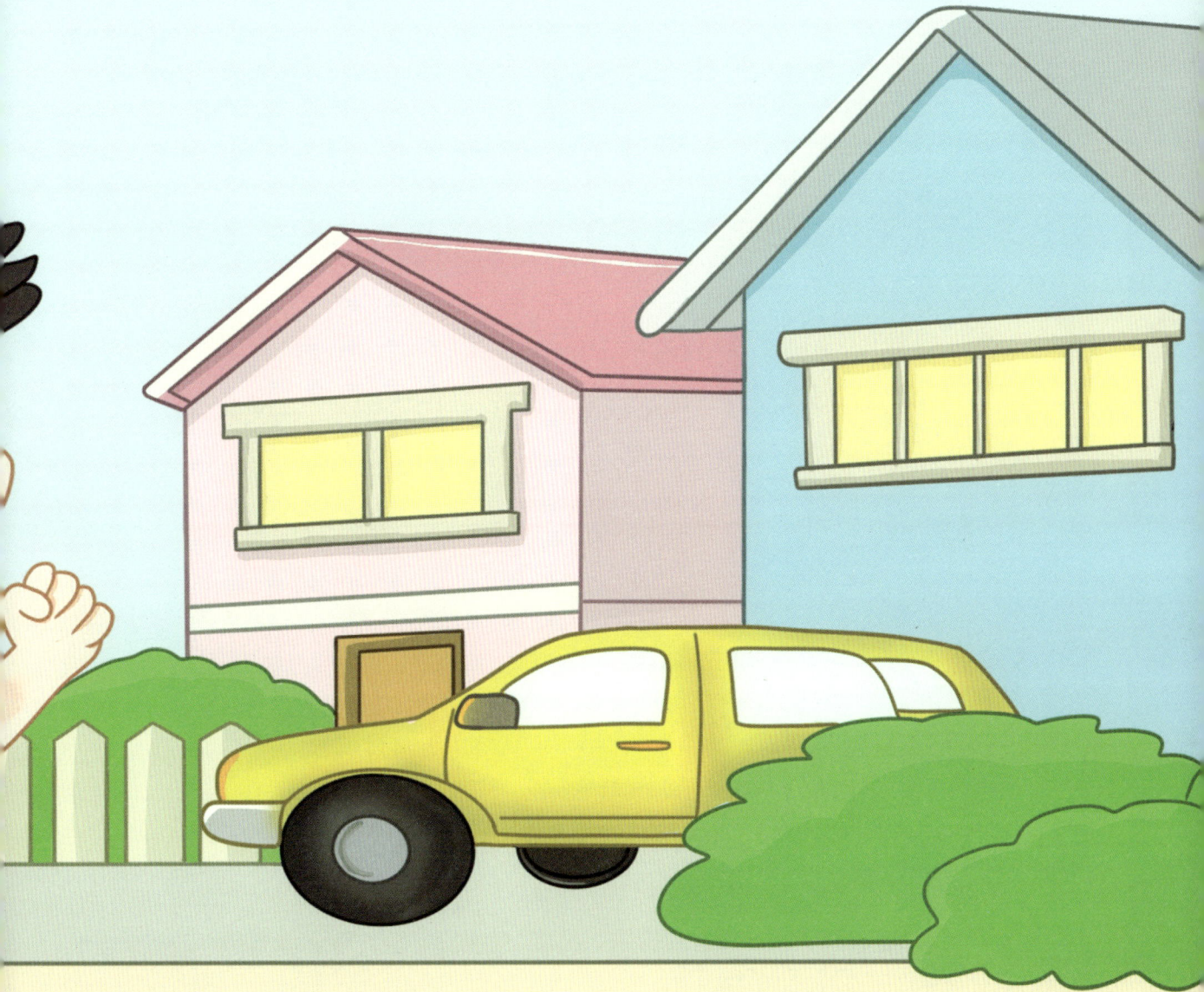

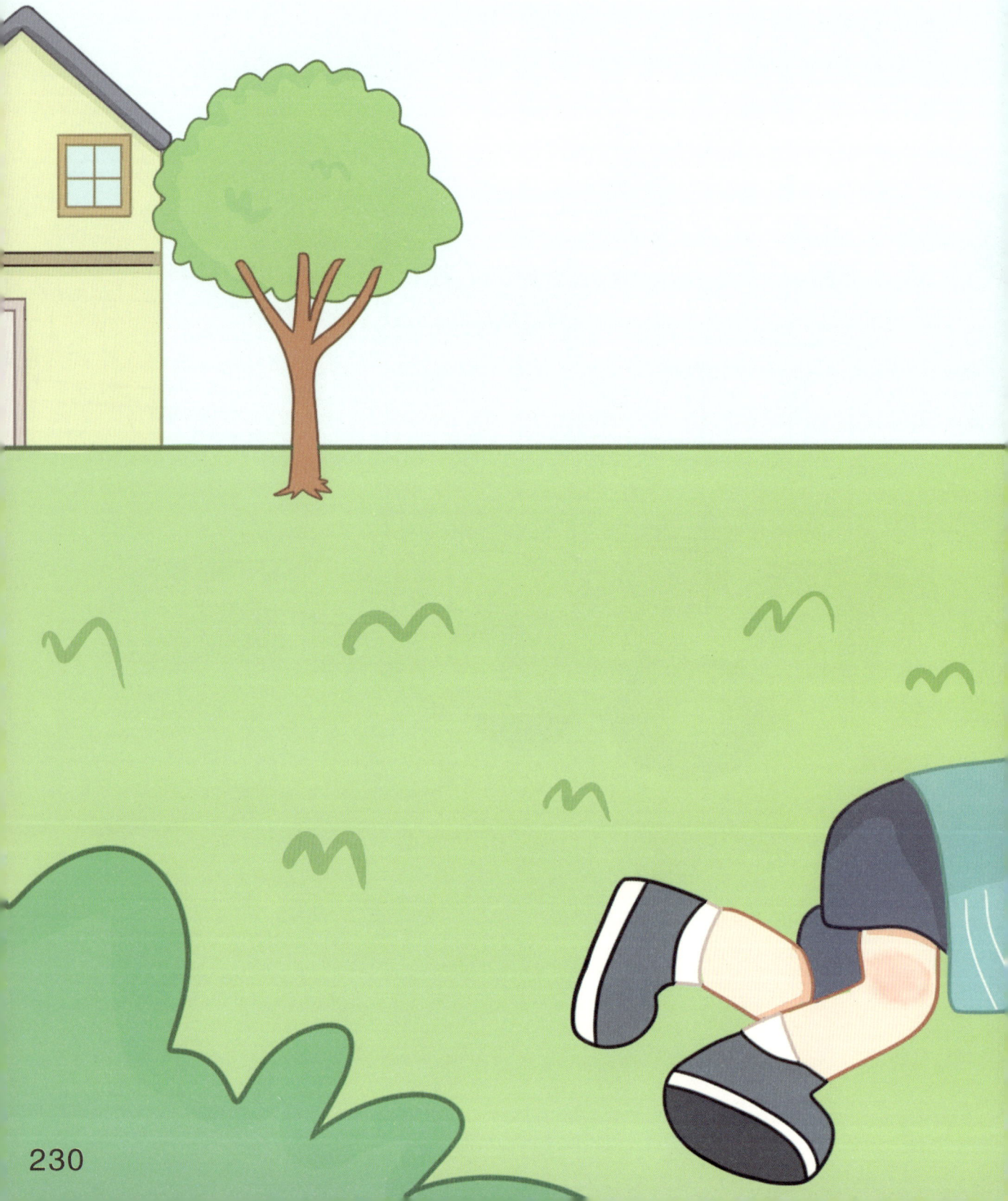

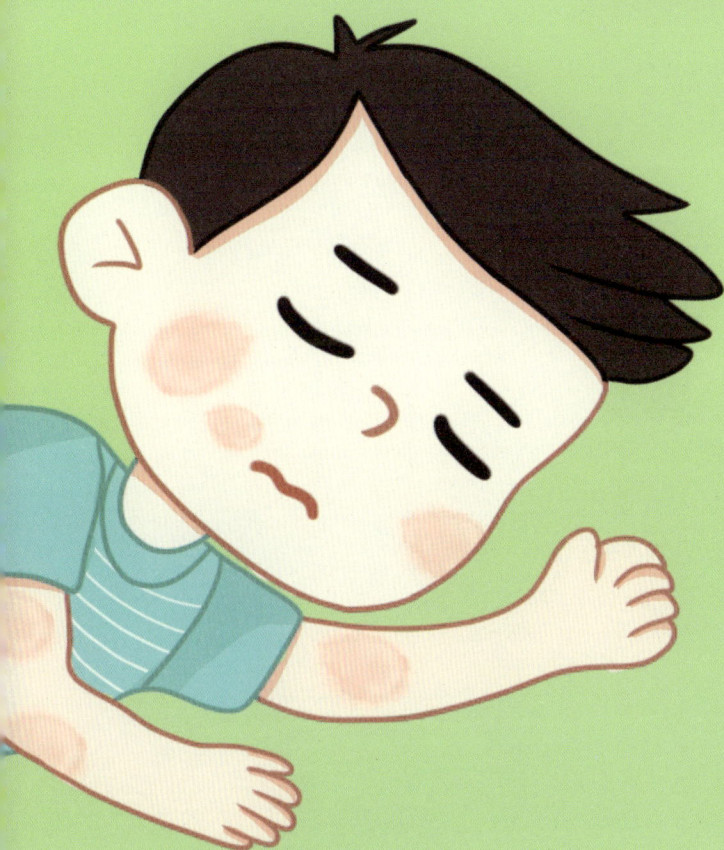

额～怎么头好晕！

求助智能的"小兔爱萌"~

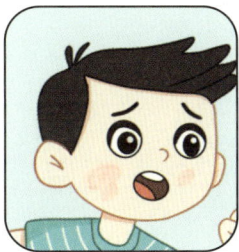

为什么身上很痒后跑步会头晕？

"小兔爱萌"提醒您：当您身上很痒，那可能是您过敏咯~

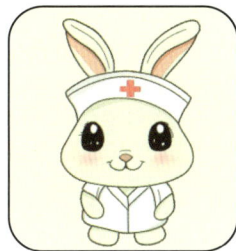

"小兔爱萌"听说过有种病叫作"儿童过敏性休克"哦。快去了解一下吧~

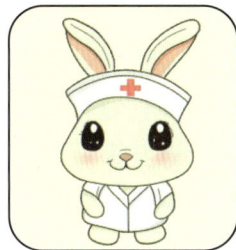

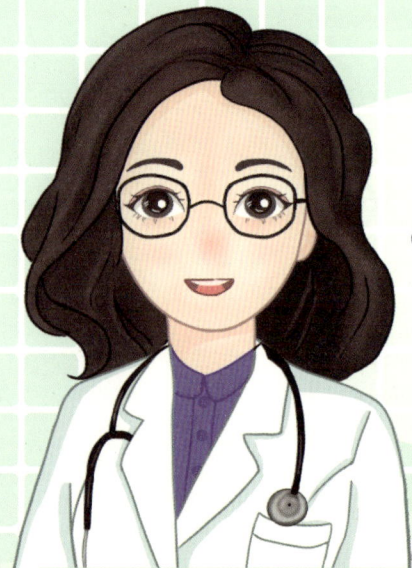

儿童过敏性休克

Anaphylactic Shock

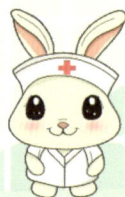

什么是儿童过敏性休克

外界某些过敏物质进入已经致敏的机体后，在短时间内触发的一种严重的全身性过敏反应，多为突然发生且极为严重，出现组织循环灌注不足或血流分布异常而导致的一种广泛的细胞低氧性急性循环衰竭。按病理生理改变分期可分为：休克早期（微血管痉挛期）、休克期（微血管扩张期）、休克晚期（微循环衰竭期）。

儿童过敏性休克的诊断标准

在接触过敏原、某种药物或被昆虫叮咬等原因后，短时间内突然发生的全身多器官严重反应，出现面色苍白、胸闷、气急、血压急剧下降、意识障碍等表现，而又难以药品本身的药理作用解释时，应考虑及诊断本病。

儿童过敏性休克的临床表现

　　起病之前或同时合并有一些过敏相关的症状：①皮肤黏膜表现皮肤潮红、瘙痒，广泛的荨麻疹或血管神经性水肿。②呼吸道阻塞症状：喉头堵塞感、胸闷、气急、喘鸣、憋气以致因窒息而死亡。③循环衰竭症状：有心悸、面色苍白、四肢冷、发绀、血压迅速下降最终导致心跳停止。④中枢神经系统症状：头晕眼花、四肢麻木、意识丧失，抽搐等。

　　有休克表现即血压急剧下降，出现意识障碍。

- 皮肤红疹
- 四肢花纹
- 呼吸困难
- 神志不清

过敏性休克

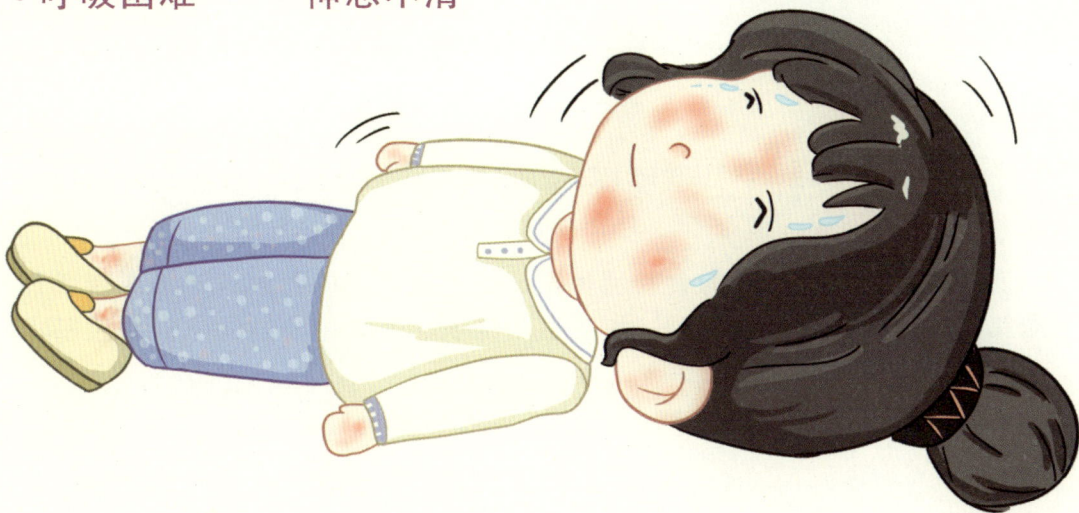

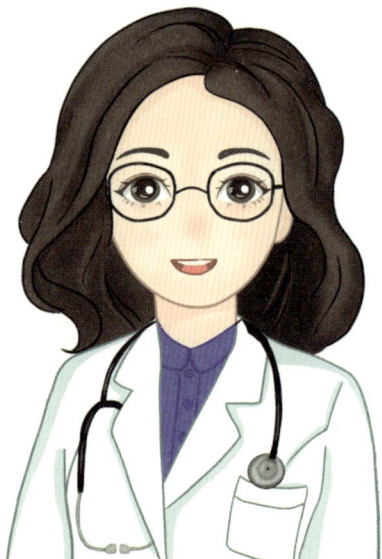

儿童过敏性休克的
那些问题
Questions

○ **引起儿童过敏性休克的原因有哪些？**

引起过敏性休克的原因有统计显示，排名第一的是食物，其中小麦最多见；其次是药物，含青霉素的药品、抗菌药物、麻醉剂、诊断性制剂等，尤其是住院病人注射用药。昆虫刺伤也会引起，还有就是一些不明原因导致的严重过敏性休克。

○ **哪些食物有可能引起儿童过敏性休克？**

在诱发过敏性休克的食物清单里，小麦是主要的元凶；水果或者蔬菜居第二；随后是豆类和坚果，如花生和种子。最常见的致敏水果是桃子，最常见的致敏坚果是腰果。

怎么预防儿童过敏性休克的发生？

过敏性休克预防重于治疗，明确引起过敏原，进行有效的防避。当难以确认特异性过敏原的时候，过敏体质的儿童用药时应注意：①询问药物过敏史，如果过敏试验阳性者禁用。②尽量减少注射途径，采用口服给药。③注射用药后，应观察30~60min，防止发生迟发型过敏反应。④抗生素类药物应现用现配，特别是青霉素类。

过敏到底是怎么引发了休克呢？

过敏原包括食物和药物等，当它们进入人体后，体内的免疫细胞是有记忆功能的，将过敏原记住。当过敏原再次进入时，体内的免疫细胞会释放出大量的炎症介质和炎症因子形成"炎症风暴"，这些炎症因子会引发多器官强烈的应激反应，出现喉头水肿、休克等症状。

发生过敏性休克该如何抢救？

时间就是生命，过敏性休克的救治时掌握几个原则，首先，立刻脱离或停止进入的可疑过敏物质，立刻开通静脉通路。如果是正在输液病人，立刻停止所有的输液药物，改用生理盐水维持通路。其次，使用药物积极救治，抗休克治疗，补液扩容，使用肾上腺素、糖皮质激素及抗过敏药物。

Q 儿童过敏性休克
Questions

○ **有过敏性休克发病史的日常中应注意哪些环节？**

此类疾病比较凶险，有"食物依赖、运动诱发"的特点，日常应注意调整饮食、适当运动、做好家庭护理等。

1.调整饮食：食物过敏的人群需要避免食用此类食物及其加工制品，可以选择其他食物替代补充。

2.一旦过敏了不要运动，运动会加重过敏性休克的发生。日常生活中适当运动，可以适当参加太极拳、瑜伽等缓和的运动，有助于强身健体。

3.掌握识别过敏反应的紧急处理措施，因过敏出现呕吐时，要保证平卧位，头偏向一侧，清除口中异物，以免窒息，及时拨打急救电话或就近送医。

○ **过敏性休克时为什么首选肾上腺素？**

过敏性休克的发病机制是由于过敏后炎症介质的暴增，导致全身小血管和毛细血管通透性增加，导致有效循环血量减少，血压下降，支气管平滑肌收缩。肾上腺素为 α 和 β 肾上腺素受体激动剂，兴奋心脏的受体，心肌收缩力增强，心排血量增加；兴奋血管的受体，可使血管收缩，血压升高；兴奋支气管的受体能松弛支气管平滑肌，能缓解呼吸困难，能快速缓解休克引起的病理改变，是最佳抗休克药物。

过敏性休克发生多久可能会死亡？

　　不同的过敏原，引起过敏性休克死亡时间有所不同，医源性用药后出现的过敏性休克，时间最快，约5分钟；蜂毒蜇伤后大约15分钟，食物过敏性休克死亡时间最慢，约30分钟。这就是为什么去医院注射青霉素之前，要做皮试，并且必须观察30分钟的原因。因为一旦出现过敏，必须马上抢救。

过敏性休克高风险死亡的原因是什么？

　　过敏性休克风险非常高，病情进展迅速，随时可能出现喉头水肿、血压下降，导致死亡。由于起病缺乏前驱症状，进展到死亡可能只有几分钟，所以立刻进行急救至关重要。发生在家中或非医疗机构时，本人或家属必须掌握救治技巧，平时需进行相关的练习，保证使用肾上腺素准确和快速，还需要特别关注呼吸情况，避免出现急性气道梗阻发生。医院内治疗中出现头晕、呼吸困难、气喘等休克前兆，及时告知医务人员，抓住救治时机。

儿童过敏性休克的护理要点

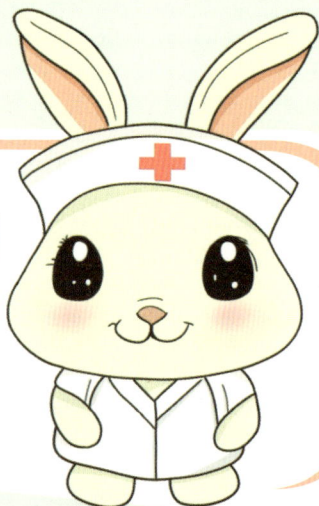

1.用药前详细了解药物过敏史，凡有明确过敏史者禁忌做该药物的过敏试验。阳性患儿应在病史首页、医嘱单、病历夹上注明过敏药物名称，床尾挂过敏试验阳性标志，并告知患儿家属。过敏体质儿童注射用药后，应观察 30~60 分钟，在治疗过程中，必须有医务人员的密切观察。抗生素类药物应现用现配，特别是青霉素类，其水溶液在室温下极易分解产生过敏物质，引起过敏反应。

2.当接触致敏物后，出现头晕、胸闷、呼吸困难，冷汗等可疑是过敏性休克前兆时，应采取平卧位，将患者头及躯干抬高10~15°，下肢抬高20~30°，体态呈现"中凹卧位或者休克体位"，以增加回心血量，保证脑部血液供应的体位，为抢救争取时间。

3.如果病情再次加重，出现意识不清，可能发生了心跳骤停，先确认当前所处环境安全下，采用平卧位实施心肺复苏。先双手轻拍患者双肩，在耳边高声呼唤，如无反应说明无意识。听胸部呼吸声、看胸廓起伏或者感觉口鼻是否通气等方法检查有无呼吸，如果无呼吸提示发生了心搏骤停。应立即高声呼叫他人寻求帮助，并进行心肺复苏，胸外按压，开放气道和人工呼吸，直至急救车的到来。

心肺复苏的操作流程

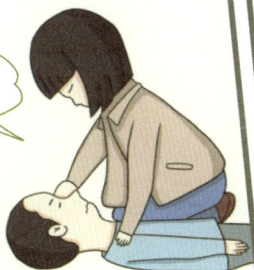

1

醒醒

轻拍双肩
呼唤患者

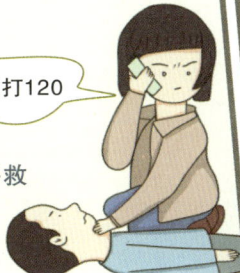

2

拨打120

紧急呼救

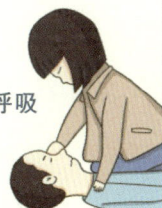

3

检查有无呼吸

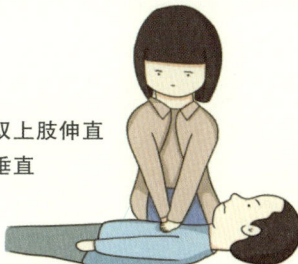

4 胸外按压

注意：
双手十指相扣，掌根重叠，双上肢伸直
确保每次按压的方向与胸骨垂直
深度：5~6厘米
频率：100~120次/分钟

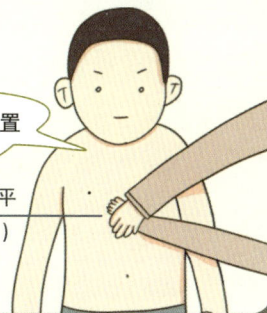

胸外按压位置

两乳头连线水平
（胸骨下半部）

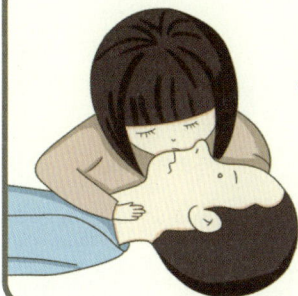

5

抬上颌
捏鼻
吹气

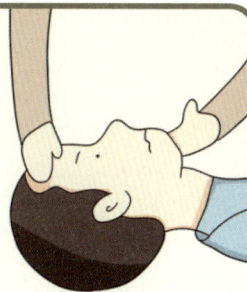

6

经过每组30次胸外按压
和2次人工呼吸共5组后
再次评估

241

关于过敏原的那些事

过敏原的分类

常见的食入性过敏原

国际免疫联合会及世界卫生组织认定并命名的食品过敏原共计297种—62种植物源性食品含205种过敏原，40种动物源性食品含92种过敏原。

其中，牛奶、鸡蛋、花生、甲壳类、鱼类、大豆、坚果和小麦是常见的8大类食品过敏原，90%以上的过敏反应由这些致敏食物所引起。

常见的吸入性过敏原

1.尘螨：与人类过敏性疾病有关的种类：屋尘螨、粉尘螨和埋内欧螨。

分布特点：尘螨适宜生活在温暖、潮湿的环境，和人的生活环境一致，一年四季均可繁殖。尘螨主要存在于家庭卧室内的地毯、沙发、被褥、床垫、枕心、绒毛玩具和衣物内滋生，以人体身上脱落下来的皮屑为食饵。

尘螨产生的过敏原主要来自其分泌物、排泄物及残骸。

2.花粉：按传播方式可分为风媒花粉和虫媒花粉：

花粉浓度与患者症状的严重程度密切相关，因此了解致敏花粉的种类和花粉播散时间，可选择时段进行针对性的预防。 常发生于春季3-4月及夏秋的8-9月。中国北方发病人数多，引起春季花粉症的主要来源是杨柳、榆、柏、白蜡、桦、松等树木花粉。引起夏秋花粉症的主要来源是蒿、藜、豚草等杂草花粉。

3.真菌：

与过敏有关的真菌：链格孢属、枝孢属、青霉菌属以及曲霉菌属等。

霉菌主要分布在厨房和浴室，常见于家中腐烂的水果、蔬菜、肉食及衣履上，此外在下水道、通风换气管道和水管中也可生长。霉菌孢子、菌丝通过空气传播均可致敏。

4.动物皮屑：

分布特点：过敏原主要来自猫、狗的毛发及皮屑，还包括唾液和尿液。此类过敏原分布在居室内的灰尘、家具装饰中，主要通过空气传播，并可在空气中长时间滞留。

5.蟑螂:可分为接触性、吸入性、食入性过敏

蟑螂是主要的室内过敏原，蟑螂本身以及它的唾液、排泄物、皮屑、蜕皮、虫尸都有致敏作用。

过敏原检测的方法

体内试验、体外试验

一、体内试验：

（1）皮肤点刺试验：将少量标准化的致敏原液体滴于患者前臂，再用点刺针轻轻刺入皮肤表层。检测结果分为–、+、++、+++、++++。

（2）皮内试验：将稀释后的过敏原与对照液各0.02～0.03mL用皮试针头分别注入皮内，使局部产生一个圆形小丘，判定结果阳性或者阴性。

（3）过敏原激发试验：直接将过敏原溶液滴入、吸入或者食入进入人体，观察反应来判断患者对特定过敏原的过敏反应程度。目前有鼻腔激发试验、支气管激发试验、食物激发试验等。

二、体外试验：

过敏原sIgE检测：外周血化验，不受食物、药物及疾病的影响，特异性较高，适合对需要评估过敏严重程度、风险等级和计划开展特异性免疫治疗的儿童。

分级	sIgE(kU$_A$/L)
0级	sIgE<0.35
1级	0.35≤sIgE<0.70
2级	0.70≤sIgE<3.50
3级	3.50≤sIgE<17.50
4级	17.50≤sIgE<50.00
5级	50.00≤sIgE<100.00
6级	sIgE≥100.00

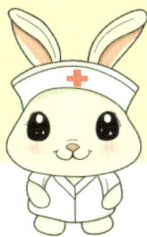

盘点那些奇葩的过敏原

有些人会对眼泪过敏

听说过有人对金属过敏吗？

有些人还会对太阳光过敏。

还有风过敏的，你知道吗？

日常吃的大米也会有人过敏哦！

你还知道哪些过敏原？

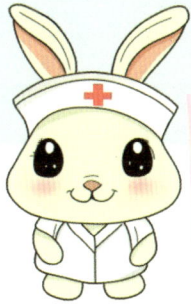

记录一下宝贝的过敏原吧~